U0006681

戴芙妮·米勒醫生
Daphne Miller, M.D.
著

好土地

向自然學習養生
哈佛醫學博士的食物、健康與營養之旅

照顧好身體

Farmacology
Total Health from
the Ground Up

唐勤
譯

時報出版

本書寫給有想像力的人，

並獻給Ross、Arlen、Emet

我不是樂觀主義者，也不是悲觀主義者。

我是雷打不動的可能主義者！

這是什麼意思呢？

就是說，只要有生態之心，

我們將明白世間一切都相連，

而變化是唯一的常數。

——

法蘭西斯·拉佩

〈怎麼像一個生態體那樣去思考〉

《*Yes Magazine*》April 10, 2012

CONTENT

目錄

各界讚賞

身體的狀況是身心靈和地球萬物互動的結果。從內臟到肌膚，從身體到心理，現代人所面臨的大部分困擾，都可以在健康的好農業裡得到解決。病症不能只用內視鏡檢視，終極的答案很可能是地球環境的整體全觀。

——財團法人梧桐環境整合基金會執行長　朱慧芳

作者以生動的敘事方式分享了數個農場的故事，提醒我們大自然的運行模式與身體的運作並無二致。原來，我們可以很科學地從活化土壤、農場動物的生活、經營系統性生態農業的策略與角度來檢視健康的問題。好農業確實是最好的醫生，對環境對人都是！真心推薦給醫療、農業專業者，還有每一個關心自身健康的人，不容錯過。

——大地旅人樸門設計工作室共同創辦人　江慧儀&孟磊（Peter Morehead）

醫師作者米勒造訪好農場，點出生態有機農業的精髓，進一步以實例來說明醫學生態學的可行，較諸「醫食同源」的理論更躍進了一大步。

——台大農藝學系名譽教授　郭華仁

在二十多年的歲月裡，我們透過秀明自然農法，從大自然中學習養生之道，讓一家七口人可以不依賴藥物獲得健康。閱讀《好土地照顧好身體》，對我們而言，除了得到很大的鼓舞，也有機會參考米勒醫師的經驗與學習。

——秀明自然農法協會理事長、藝食知選負責人　陳惠雯

期待這樣的書很久了！一個受西方醫學教育的頂尖哈佛博士，願意拋下對科技與化學的過度自信，謙卑到田間向土地和農夫學習，實在不容易！在作者的妙語如珠間，看見西方醫學對大地的觀點，逐漸跟長期以來重視身土的東方醫學接軌，也看見人類永續醫學的方向。謝謝這位誠實的醫生！好農業，是最好的醫生，也可以給我們最好的一生！

——「直接跟農夫買」發起人　買買氏

醫學要向農業學習！農業要向自然學習！

——幸福農莊技術總監、天母2020忠明眼科醫師　黎旭瀛

從親身務農到成立學田市集，農作已是我人生中重要的一片風景。透過米勒醫師之眼，我更驚喜的看見好農業對於人體身心健康竟有如此的啟發。複雜的人體與土地萬物實為一體，本書值得每一位關心土地與健康的人一讀。

——水牛出版社社長　羅文嘉

米勒走出了醫學正統觀念，探索了永續農業與健康生活之間的關聯。她親自走訪農田並向農場經營者取經，而觀察到務農者採取了全系統思考的概念來重整土地。她發現治療疾病也是如此，然而這在現代醫學上卻不見了。

——《科克斯書評》（*Kirkus Reviews*）

本書解釋了永續農場的生態循環是如何成為健康人體運作的典範。土壤是故事的主角，它的活力顯然與它所孕育的作物、動物和人類的活力息息相關。想像自己是個農

夫，您很可能就會懂得如何把身體變得更健康。

——《書單》（*Booklist*）

作者的觀察不僅令人驚訝，也發人深省。她從農業上學習到最佳的農法原理，並轉化成可適用在醫學治療、生活保健上的方法。對於從過敏到癌症的各種疾病，提供了更有效的治療方法與願景。

——美國整合醫學權威 安德魯・威爾醫師（Dr. Andrew Weil）

本書是對於永續農業與人性醫療的有力呼喚。作者造訪的農夫認為，種植食用作物是一個自足、整合與自然循環的一部分，而她則將這個想法運用於照顧病人。她的洞見是：土壤和人，如果視為兩個複雜系統而非兩塊碎片，那麼對兩者都更好。這是一本清新、原創、絕對迷人的書，值得每一個愛好食物、思索醫療的讀者擁有。

——紐約大學營養、食物研究、公共衛生教授 瑪麗恩・內斯特爾（Marion Nestle）

在這本書裡，作者拓展了醫學疆域，從針對症狀治療的古典醫學觀念，走向更具複雜性與整體性的思路，考慮人與自然之間的緊密平衡。

——國際慢食運動創始人 卡羅・佩屈尼（Carlo Petrini）

米勒醫生肯向照顧大地的人學習，使此書生氣洋溢，並彰顯其重要性。書中關切的不只是個人的舒適幸福，更關切食物的健康，農場、農夫的健康，以及整個地球的健康。

——名廚・永續飲食運動推手 愛麗絲・華特斯（Alice Waters）

推薦序

人是縮小的地球

財團法人梧桐環境整合基金會執行長　朱慧芳

讀完本書的隔天上午，栽種平地水梨的邵清淵來到我的農舍，跟我分享他的土壤實驗和研究狀況，談話中的點點滴滴，以及邵先生在實驗期間拍攝的照片，在在應證書中強調的「完整」概念。農業不是農產品，食物也不只是買來吃的商品，人體的全貌更不可能分割成器官來看待。現代人對待環境的方式，恰如對待身體一樣的片面與魯莽，而這個觀察由一位哈佛醫師提出，佐以歷歷實證，值得正在找尋健康解答的讀者仔細品味。

讓我再回到關於邵清淵的故事。還沒有退休前邵先生的職業是水電工程，早期的農家子弟幾乎都有第二專長，水電、泥水木作、鐵匠等等，讓他們在農閒的時候，有能力修繕農具和住家，還可以出外打工。農事需要協力，是全人的概念，不是涇渭分明的切割分工。幾年前他回家承接父親的田地，配合農業試驗所的實驗，成功地在海邊種出好吃又安全的秒殺水梨。

這幾年，他與中興大學劉東啟副教授合作，用照顧土壤和植物根系的方式，強壯樹木的體質，在明顯減少肥料用量的情況之下，結出健康又甜美的果實。原來只要把土壤照顧好，提供果樹根系健康的環境，它們就會多產又美麗。宜蘭的吳文旭、台中的林世豐和嘉義的黃信義都是果農，他們也都不約而同告訴我類似的道理。吳文旭曾跟我分享，說他的水果會優先留給不幸罹癌的病患，因為他們最需要吃到真正的完整食物。

這本書的作者畢業於哈佛醫學院，當她面臨諸多病患的難解習題，無法在正統醫療找到完整且令人信服的解釋，卻在農業、環境、土壤、微生物、生態、生活壓力的層層關係網絡中，獲得簡單卻寶貴的答案。人是自然的一部分，是地球的小縮影，與萬物緊密相連不可斷離。人體與大自然最直接的關係是食物、空氣、水，而乾淨的食物來自健康的農耕和畜牧，作者甚至認為城市農園的自耕作物也要比商業慣行農產品更有益人體。

為了證實作者的推論，她親自拜訪各地的農場主人，也將在每個農場獲得的心得消化成為處方，推薦給她的病患。在提出解決方案的同時，作者也拜訪相關醫生和學者，以科學研究來支撐她的推論，避免一廂情願的感情用事。

身體的狀況是身心靈和地球萬物互動的結果，好食物和開朗的心情是健康的根本。從吃得到用的，從內臟到肌膚，從身體到心理，從嬰兒過敏到青少年疏離問題，讀者會發現，現代人所面臨的大部分困擾，都可以在健康的好農業裡得到解決。病症不能只用內視鏡檢視，終極的答案很可能是地球環境的整體全觀。

推薦序

向大自然學習整頓土地、療癒身心的方法

大地旅人樸門設計工作室共同創辦人　江慧儀&孟磊（Peter Morehead）

距離本書第一次在台灣出版，竟已過了六年。這六年來世界有了巨大的變化，氣候變遷加劇、世紀疫情的打擊帶給世人前所未有的挑戰與重新思考與轉型的契機。我們認為，本書在疫情時代再次出版，深具意義。人類究竟該如何拯救大地與自己的健康？與土地、其他萬物乃至肉眼不見的微生物合作的生態農業似乎提供了很好的方向與答案。

作者以生動的敘事方式分享了數個農場的故事，提醒我們大自然的運行模式與身體的運作並無二致。原來，我們可以很科學地從活化土壤、農場動物的生活、經營系統性生態農業的策略與角度來檢視健康的問題。

重讀本書，我們更加確信，過去十年從台北移居台東建立以樸門永續設計（Permaculture）、再生農業（regenerative agriculture）為核心的永續農園，是對的選擇，因為照顧土壤，土壤也將以豐盛予以回報。我們更加珍惜現在能仰賴土地萬物滋養的生

活，也對與我們和諧共存的各種大自然中的小生命充滿感謝。

另一方面，卻也遺憾過去六年，作者所提到的好農業案例與健康觀點在當今社會仍然未受到應有的重視，傳播不夠快也不夠多。試想，倘若書中的案例，無論農業或醫療與健康的策略可以成為主流，這個世界會很不同。萬物息息相關，我們將有更健康的土壤、清淨的空氣與水、更營養美味的食物、快樂的動物，包括人類。聽起來很美好的未來世界，只要農業的轉型就能夠啟動修復大地的契機。我們每一天的餐食選擇，就能改變世界，並不難，對嗎？

好農業確實是最好的醫生，對環境對人都是！真心推薦給醫療、農業專業者，還有每一個關心自身健康的人，不容錯過。相信你會開始與餐桌上的食物產生新的連結，而進一步對農業與健康有嶄新的觀點。

前言
啟程

肯塔基州波特若亞爾，一個小鎮，小到連我租來的車裡的GPS都不知道。GPS一直自動跳出波特或若亞爾的地名讓我選擇。我很快就放棄科技，在前座手套箱裡搜尋老式的紙本地圖。果然找到了，一個離印第安那州界不遠的小點，距離辛辛那提機場南方約六十英里。我出了租車公司的停車場，開上州際高速公路，經過 Big Bone Lick 州立公園、肯塔基賽車場，以及數不清的 Days Inn 汽車旅館。

當地時間還不到下午一點半，可是對我而言，我的這一天早就於十個小時前展開，起點在三個時區外的加州柏克萊。我無法控制自己不這麼想：不遠而來的一趟朝聖，搞不好只是一段簡短的對談。老實說，我甚至不確定會談些什麼，就算如此，我仍然很興奮，油門踩得更用力。

交流道出口到了，我轉上兩線林蔭道路，傍著肯塔基河蜿蜒而行。儘管已經接近夏季的尾聲，路旁兩側起伏的草場仍然一片翠綠，在我眼中卻十分突兀，因為我才剛飛越北加州山野間一塊接著一塊的乾黃枯草。

我注意到兩間鐵皮屋頂開始傾頹的穀倉，想來是從前晾菸葉的廢棄作坊，再過一英里，出現兩座教堂，一家農具器材行，以及一小撮有了歲月痕跡的木造房子，寬敞的入門露台上放著搖椅。這是波特若亞爾嗎？我不敢說。車子顛簸駛過突起的鐵道，又轉了幾個彎，終於停在一畦菜園附近，旁邊的信箱寫著「Lane's Landing Farm」。

幾個月前，我寫在米色信紙上的信一定投入了這個信箱。那時我剛讀完《美國的不安》（*The Unsettling of America*），作者是溫德爾・貝里（Wendell Berry），他既是作家、社會運動家，也是第六代的肯塔基農夫。書中〈人體與土地〉（The Body and the Earth）那章，我寫滿註記，打了無數個星號，簡直看不清原文了。特別是這幾句話，給了我很大的啟發：

這就是我一直在找的！對農業、人體健康已有深思熟慮的一介農夫！我立刻寫信給貝里先生，自我介紹，並且請問能否登門請教。令我高興的是，一個星期後他打電話來——如今我明白他那麼做是多麼大方，因為所有東西他都是手寫，而且連最基本的科技產物他都不碰。他解釋，他收到很多要求，不得不過濾訪客，不過，他無法拒絕一個想跟他談醫藥與農業的醫生，因此我們訂了碰面時間。

貝里告訴我，在午間農活之後的兩點抵達。本來我應該接受這個時間就好了，可是我太興奮，提議自己早點去幫忙。他一開始的回應是沉默，然後以最客氣的肯塔基腔調說：「女士。」

不用第二個字了，意思再清楚不過：他絕對不會夢想來幫我做醫生的活兒，我怎麼可能自以為可以去幫他幹農活？電話這頭的我一臉羞愧難當，我向他保證不會早到一分鐘。現在，我到了，下午兩點零一分，我爬上階梯走進有遮蔭的門廊。

就在那一刻，貝里從紗門後面出來。從我站的地方看過去，他個子似乎很高，手上拿著我的第一本書。

「米勒大夫？」他問道。雖然我知道聽來不正經，可是我忍不住這麼回答：

「我就是，而您，敢情是溫德爾．貝里？」兩人都大笑起來。

「你們這種脫韁亂跑不聽話的醫生，我很感興趣，」他一邊說，一邊安適地坐進門廊上的白色藤搖椅，並且邀我坐進另一張。「有不少醫生現在很受折磨，全都因為科技跟肉體一頭撞上了。」

那一剎那，我明白貝里了解我為什麼來看他，他了解得比我自己還清楚。

我的脫韁之旅

走出診間，向農夫取經

正如貝里禮貌性地給我的提醒，我不是農夫。

老實說，當我拜訪貝里的農場之時，要是叫我解釋腐植土（humus）跟皮塔餅上塗的豆泥（hummus）有何不同，我還有點糊塗。我更無法說明耕層（tilth）這個詞。另外，我不知道雞喜歡喝冷水，不知道穴播器、狹槽是兩種農具，也不知道種完豆子再種胡蘿蔔，胡蘿蔔會長得更好。

不過，現在我可不同了。如今我明白，向農夫學習、體驗農家生活可以使我成為更好的醫生。我還發現，好的農作方式充滿價值連城的祕密，可以使身體及醫學兩者脫胎換骨。

假如你看不見其間的連繫，別擔心，看不見的人不只你一個。我的醫界同僚想知道，我幹嘛不去參加醫學教育會議（傳統的在職進修方式），卻把時間花在農場上。當我告訴朋友跟病人，我正在寫一本書，探討農業跟醫療的關連，得到的標準反應是禮貌地點點頭。

大家問我是不是在寫《寂靜的春天》醫學版，也就是瑞秋．卡森探討使用農藥後得到慘烈後果的那本書，改寫了遊戲規則。之後他們便會提起自己偏愛的某個跟農場有關的健康話題，例如使用抗生素餵養牲畜跟人類抗生素抗藥性之間的關係、吃基因改造食物的未知效應，或是肥料和農藥如何汙染飲用水源。其他人則簡單地說，「噢，我知道，你說的是健康的飲食跟健康的身體之間的關連吧？」對這些提出問題的關心者，我的回答是：所有這些問題，這本書都會討論，但都不是主要的焦點。本書的探討重心是，永續農業的科學與技藝能在健康和療癒上教我們什麼。

我的追尋引領我走向好幾個方向。我的旅程在華盛頓州一座生機互動農場展開，在那兒，我開始理解健康的土壤跟健康的身體間有深切的連繫。然後，我來到歐薩克斯高地的牧場，一位密蘇里州硬漢在那裡育牛，他的技術點明了養育健康兒童的一條路。阿肯色州兩家養雞場給我上的課，則涉及對我們健康最大衝擊的情緒壓力。加州一座酒莊採用的害蟲治理手段，對於理解癌症、治療癌症提供了一個令人不能不信的新看法。布朗克斯的社區菜園讓我看見，市區治安死角長出來的食物，帶給居民遠超過蔬果本身營養價值的健康效益。我在最後一站拜訪的芳香草本植物培育者，為我揭開健康步入老年、維持永續之美的祕密。這一切都發生在不同類型的農場，地點分布全美國，每一個故事都提供一個新的療癒典範，教授一堂農場直達人體的課，對日常生活極具價值。

我與農業的不解之緣

是什麼啟發了我的脫韁之旅，開始尋覓農人請教高見？現在便簡述一下我跟職業農夫間長期卻斷斷續續的關係，或許答案自在其中。

我自身的萌芽是在一座農場上發生的——講得更確切一點，那是一間工寮，坐落於柿子樹、雞棚跟一匹不停嗚叫名為摩西的驢子之間。時間是一九六五年，我的雙親離開位於波士頓附近的老家，加入以色列合作農場運動的歡欣潮流。他們的日常生活就是採水果、照顧牲畜；那一段無憂無慮的玫瑰色日子，在兩人的記憶中十分鮮明。

在我誕生前不久，他們離開了公社（「我們不想共享一個嬰兒，」我媽解釋）。不過，我很願意這麼想，父母首次體驗的這一段農耕生涯，留下了某種不滅的印記。

到了一九六八年，父母已經回到美國，兩人在密西根大學讀研究所。有個週末他們開車旅行，穿行紐約上州的河谷，結果衝動地買下一座占地一百二十五英畝的農莊。一萬五千元的價格用盡了他們的存款。「那個農莊」（它從此得到這個名號）本來的主人是歐森．謝登，謝登家族在美國獨立革命時期來此拓荒定居，血脈相傳至今，他是該家族的最後一人。歐森把那個農莊搞得殘破不堪後才賣掉祖產。

我父母接手的時候，房子後面一座隨意堆起的垃圾山上，牛肉罐頭和酒瓶四散，而十九世紀初蓋的農屋根本住不了人，早已改成畜欄，直到馬匹跟牛隻踏破腐朽的橡木地板掉進地下室後才停用。最悲慘的是，那時歐森就是跟牲畜一起住在穀倉裡。

回顧起來，我現在可以說，我的父母雖是棒極了的家長，卻是糟透了的農夫。好幾次在類似今日卻屬六〇年代版的「回歸土地」狂熱驅使之下，他們試圖在那個農莊上墾地居住。我跟弟弟在當地學校註冊上學，爸媽則種植蔬果，開始尋找牲畜。可是他們從小在城市長大，沒啥農家本領，除了拉潘先生，沒幾個人給他們指導。

拉潘先生是隔鄰的酪農，他很快就克服了嬉皮恐懼症，出現在我們家的車道，提供長輩的忠告，並對爸媽犯的錯誤搖頭。不用說，那個農莊一直繁榮不起來，即使我們再接再厲的墾荒宏圖，總是落入相同的結尾：冷颼颼的秋天把我們局限在農舍裡，爭執與口角不斷，很快地冬日隨著寒風颳至，替我們下了決定。

到了十二月底，爸媽便把水管裡的水流盡，把牲畜宰光或賣掉，動身前往華盛頓特區，又一次去和平工作團找個職位。工作團的派遣儘管浸染著失敗感，卻是脫離風雪與卸去肩上農活的大好機會，而且把我們帶去遙遠的新國度——摩洛哥、阿富汗和突尼西亞。

不論在是異國旅居的時期，還是為了讓我上中學在華盛頓定居的歲月，那個農莊一直是我們的根，是我們回歸的老家。在那裡，弟弟跟我無拘無束胡作非為；很可能是在那裡，我混沌未開的醫學頭腦記錄了頭幾堂的健康教育課。

那個農莊的食物向來有種圓滿、更新的感覺：母親做的葉子包飯，用的是蔓覆冰窖的野葡萄藤葉；荷蘭豆來自菜園；我用不鏽鋼罐舀起的鮮奶來自拉潘家的牛乳置冷槽深處，有股純青草甜。

動物身上傳來的生命力讓我驚異——像是在拉潘家的生產牛棚，我伸出大拇指給站不穩的新生牛犢吸吮的時候，或者像是我站得離母牛很近，她柔和的呼氣潤濕我的臉的時候。

我第一次感受到對生病的、受苦的、死亡的慈悲心（有時是病態的吸引力），也是在那個農莊。一天早上，我發現家裡唯一的羔羊被野狗咬死；我坐在羊欄裡，把頭深深埋進父親的雙臂中大聲哭號。然而，在悲慟的當下，我清楚記得自己露出一隻眼睛，檢視脫落在泥土裡的動脈、筋絡、脊髓的網狀結構。

之後有好多年，都市生活和學業使我分心，住在那個農莊的時間少了很多。等到我接受醫科訓練的時候，父母決定賣掉那塊產業，一年有部分時間住在加州。那時候，我很少有機會走出照明晦暗的課堂或是波士頓城大小醫院的消毒房間，我跟耕種唯一的連繫來自我的朋友兼醫學院同學格蘭・寇法克斯（Grant Colfax）。

格蘭跟三個兄弟在加州門多西諾郡的 Shining Moon 山羊牧場長大，他們從小在家自學，雙親米琪、大偉以前是教授。因為山羊的關係，格蘭似乎比我們其他人都更了解醫學。我們並排坐在大講堂後面的時候，不管當天教的是什麼病症，他都可以告訴我在山羊身上完全對應的病症。

如果是種罕見的遺傳異常，格蘭會說，他養的法國高山種山羊偶爾天生就帶有類似的缺陷。當我們在學愛滋病的時候，格蘭已經是專家了，因為山羊會感染一種相應的病毒，導致羊類後天免疫不全症候群。（我們可以合理推測，因為格蘭很早就熟悉這種疾病，因此跟他後來主導舊金山市愛滋病的預防，並成為白宮愛滋病政策顧問可能與此有關。）

開始讀醫不久，我去了格蘭家的牧場，回想起來，那趟拜訪讓我見識到一種新的行醫方式。我在哈佛醫學院的諸多名師是一長串傑出的科學家名字，個個都以指標性的發現享有盛譽，可是若論跟他人相處、保持他人健康，則少有可學習的榜樣。比方，我在婦產科見習期間，一次也沒見過我的指導醫生對病人在飲食、運動、壓力管理等保健方面提出建議。我也沒見過他們在分娩時協助病人，這差事全留給了護理師。取而代之的醫師工作是：在孕期全程操作超音波檢查；分娩時，站在走廊的監視螢幕前了解情形；最後，進入產房接住落下的新生兒——或是告知父母必須剖腹取出孩子（後者發生的次數多到令人不安）。

相反地，我在牧場目睹格蘭和米琪討論羊群情況，訂立確保羊隻一生健康的策略。那時正值育羔季，我十分驚訝格蘭很少離開分娩母羊的身邊，夜夜窩在露天羊欄裡的臨時鋪蓋上。當我送三明治和咖啡給他，我看到隨著母羊每一次子宮收縮，他臉上的肌肉就同情地抽動一下，過後他會殷勤呵護產後的母羊和剛出生的羊羔。我的農夫同學格蘭，使我對醫護人員有了新的定義。

若干年後，我在薩林納斯（加州的包心菜菜倉）一家社區醫院當家庭醫學實習醫生的時候，深深熔鑄到我意識之中的，卻是農業的醜惡面。我在醫院的急救室輪值，急救人員以擔架送來兩個墨西哥裔農工。頭一個是女的，正在抽搐，懷孕的肚子上下起伏，彷彿浪濤裡的海灘球。另一個是男的，身體側躺，疼痛使他全身緊縮，嘴角口沫流成一道小溪，滴進塑膠盆底聚成水窪。在這幅病苦愁慘的景象中，魅影般在記憶裡始終揮之不去的是他們的手指——被草莓的果、葉染成紅黑色的手指。這是我跟有機磷酸鹽農藥中毒的第一次交手。

從那以後，薩林納斯谷地的許多農耕作業已經改善。然而，當時農用化學藥劑的氣味似乎無孔不入——我逐漸將它跟膽汁、抽搐、氣喘，以及婦產科病房見到的奇形怪狀的胎兒畸形連繫在一起。有時大夜班輪值結束，開車回家，我會忘記身處何處，為了呼吸新鮮空氣而搖下車窗，車內馬上湧滿柴油和生了病的大地的氣味。阿摩尼亞、溴化物以及種種不明化學藥劑早已浸透了那裡的土壤。

我竭盡所能尋求與之抗衡的解藥。我跟丈夫羅斯新婚不久，兩人每天都工作得筋疲力竭，開闢菜園成為我們的消遣。幼嫩的小茄子剛剛結實，我們愛之憐之；第一批豆子發芽，我們歡喜雀躍。在菜圃邊上，兩棵觀賞胡椒樹之間，我們掛起一張吊床。晚上的吊床又偪促又冷，可是新生命破土的聲音仍然送我們進入夢鄉。感受菜園無邊喜悅的同時，緊湊的工作使我們無法全力對抗野草和害蟲。

懈怠的耕種法給我們上了另外一堂課：大自然儘管只得到最基本的照顧，卻完全可以達到自我平衡，提供頗為不凡的收成。

接下來的二十年，在我的生活和專業兩方面，農作始終擁有一席之地。我跟病人合作，幫他們找到與季節時序更相合的飲食；我寫書，探討至今根植大地的若干文化中的飲食傳統；我每星期去柏克萊農夫市場，跟我偏愛的農夫（至少是農夫的代表）閒聊。而且，沒錯，我種菜。

不過，一本薄薄的書，一本我在本地書店門外免費自取紙箱裡巧過的小書，拓寬了我的視野，帶領我進入眼前的故事。

土壤的靈魂：土地既養育，也構成了我們

《土壤的靈魂》（*The Soul of Soil*），書名如此動人，我把它從免費自取的紙箱裡撈出來，在附近的咖啡館找張桌子，一口氣讀完全書五章。

這是一本指南，旨在協助農人和園藝師改善土壤，照顧土壤。一開始吸引我的是書中對土壤生態系統的詳細描述，土壤、微生物、植物間的營養交換，聽來跟我們體內的腸道相似得令人好奇。這也是我第一次認識到，土壤的化學組成跟人體正常的酸鹼值範圍（六．〇至七．五）以及氮碳比都差不多。跟人體生物系統一樣，土壤也要靠細菌與真菌供應脂肪、胺基酸、碳水化合物來建立結構。

然後，讀了半本左右，我恍然大悟，碳、氮及作為我們身體構成單位的每一種礦物質、維生素，無不衍於土壤。換句話說，土壤不光是養育我們，土壤構成了我們。讀到最後一章，我已經深信此書不僅是一本農夫手冊，也是我所讀過最引人入勝的醫學文字。複雜的生命體如何恢復青春、回歸平衡、得到療癒，一個新的眼界就在其中。這些原則能不能運用在我的身上、我的病人身上、所有人身上？我想要知道答案。

拼湊健康需求的拼圖

從醫以來，我一直在尋覓促進健康與療癒的更好方式。醫生所受的化約主義醫學教育，在單一問題（如腳趾甲倒長、尿道感染、闌尾炎）蓋過其他所有問題時很有用。聚焦於單獨的因素（如趾甲的針狀增生、尿液裡的細菌、發炎的囊狀腸道）通常能把毛病解決掉。這種「細分以征服」（或說「診斷以征服」）的手段，凌駕科學研究領域已經數百年。最佳代表是十七世紀哲學家笛卡兒的名言：「切開每個難題，盡可能細分到解決之所必須為止。」

可是多數時候，我們的健康需求比這個更複雜，而且不停地在變化，就像土壤一樣。而今日的致病原因——抑鬱、焦慮、糖尿病、心臟病、疲倦——是多因子的、長期性的，採用一個靜態而高度專注的手段不容易奏效。

我們的身體組成分子是其中一個層面：有DNA，也有荷爾蒙、神經及其他彰顯DNA密碼的組織。這些結構與化學物質偶爾出現的不平衡，如血糖、血壓、荷爾蒙的高低，是可以被測量，也可以校正。不過，檢討這些各自獨立的數值固然重要，卻只是大拼圖的其中一片，鮮能對譯為最佳健康狀態。

還有其他重要因素，包括我們的情緒狀態、有無疼痛、活力高低、睡眠品質、飲食、人際關係、運動多寡、居住地點，以及呼吸的空氣。

如何找到和拼起所有拼圖的碎片，達成我們的健康需求呢？這個疑問帶我逸出醫學的既定軌道，這幾年來我一直在做許多不同的嘗試。我重建自己的行醫方式，給每個病人更多時間（十到十五分鐘的標準門診時間，來自於我這一行大家普遍接受的想法：一次看診應該只要簡潔地處理一個問題，也許頂多兩個），我小心考慮每一個處方，我跟專科醫生密切合作，縮減病人的藥單，協助病人避免不必要的檢查。

我建議病人去看非醫師同僚，像是有專業認證的復健師、精神治療師、針灸師、營養師、骨療師、自然療法師、草藥師，只要我認為這些同僚能以副作用更少的方式協助病人療癒。我也參加各式各樣的整體觀醫學會議及工作坊，希望從中找到新的模式，能更好地處理我們複雜的健康需求。這些活動雖然提供我有價值的課程，教我採用更溫和、非藥物的治療模式（如生物回饋、營養、草藥），卻鮮能提供我思考健康的全新角度。

跟我很像，這些課程的老師大部分都無法突破化約論的模子。我甚至去探索其他醫學體系，不論是中醫、美洲原住民土醫、印度阿育吠陀，還是順勢療法。它們對於人體健康的理解似乎更加動態，更注重醫病間的互動，可是我很快就明白，要正確地施行這些醫療方法需要多年的學習。何況，我本身所受的正規訓練，有許多部分我認為很有價值。我所要的是一個新的、但仍植根於生物醫學的世界觀。可是要去哪裡找，我一無頭緒。

至少我以為沒有頭緒，直到那本園藝土壤指南提醒了我，可以去找我的老友——農場。或許向農夫求教，可以找到一個維持生命體系內在平衡與健康的絕佳方法。

農業和醫學具有共同的歷史

《土壤的靈魂》把我送上發現之旅的一條新路。接下來我穿行在下列作者的書籍之間：亞伯．霍華（Albert Howard）、芭爾芙女爵（Lady Balfour）、羅戴爾（J. I. Rodale）、福岡正信、金恩（F. H. King）、范達娜．席娃（Vandana Shiva）、比爾．麥吉本（Bill McKibben）、法蘭西斯．拉佩（Frances MooreLappe）和麥可．波倫。任何人只要關注生態與永續農法，都熟知這些新舊作家。我也讀了無數篇當代農業的科學論文，聯合國、世界衛生組織公布的工作報告，以及其他國際研究小組發表的標題為〈食物與農業：永續的未來〉之類的文章。

我先看亞伯．霍華的書，不少人認為他是現代有機耕作的始祖。一九四七年亞伯爵士出版《土壤與健康》（*The Soil and Health*）第一版，靈感來自他在印度和英國擔任農業顧問數十年的觀察。

他寫道：「務農者的第一要務，向來是認清自己是自然的一部分。」亞伯爵士明白列出我自己在菜園裡觀察到的原則：當自然在耕作的時候，它回收每一樣東西，向來不浪費，向來留下儲備，向來有個休耕期，而且向來都把動物包括在內。他指出，幾千年來，最成功的農人一向都是認真觀察自然的人，而且尊重自然的法則。

他的書幫助我認清，務農與行醫這兩個專業的形成，都出自對同一個目標的追求：為了確保個體與群落的存續，一方面採行措施支持自然本身的運作，另一方面（謹慎地）介入出生、成長、死亡、腐化的循環。當然，在科學革命之前，介入手段相當有限；對農人而言包括留種、收穫、耕耘、播種、牧養、堆肥，對醫生和療癒者則是給予安慰、在出生及死亡時給予協助，或者是禱告治療、指定做件事作為處方、規定某種飲食、用藥草敷治。

要為現代農業和醫學找到一個確實的起點儘管很難，但是我們知道歐洲文藝復興時期產生的很多觀念，塑造出今日農、醫兩科的面貌。這兩個領域的先驅者（經常是同一批人）不再滿足於傳說、直覺、經驗，而發展出科學方法，去檢驗既有的觀察，以理解所有生物的內在運作。他們的觀察開啟了一個觀念：當自然被細分、詳察，就會揭露其中所有的機制。

接下來的幾個世紀，化約主義路線引發的偉大洞見，照亮所有科學，包括物理、化學、數學、生物，進一步對醫學和農業的進展做出貢獻。

從二十世紀初期至中期，由於兩次世界大戰所需科技的刺激，醫農兩者皆突飛猛進。坦克車變為曳引機，神經毒氣變為化療藥與殺蟲劑，炸藥變為肥料，而威力強大的抗生素、消毒劑輕易地從軍用轉為和平用途。這是化約式科學的黃金時代：種種創新提高了農業生產，在世界各地緩解飢餓、貧窮，也開發了新的藥物，預防、治療可致人於死的疾病。

可是，完全專注於以細分再細分的手段去解決健康和農業的問題，已經碰到了回報不斷降低的瓶頸。種種突破（如基因圖譜、計算機科學、核磁共振攝影）給了我們關於人體與自然界內在機制的大量新資訊，於是我們想要更多更複雜巧妙的介入手法，而相關的專業人員需求也隨之增加。這一點，使醫療支出飛升到無法永續的程度，使重要的療癒關係瓦解，包括自古以來的耕者和食者間、病患和醫者間。

更令人惶惑的是，不少本意在於拯救生命的科技，如今竟然成為現代醫療大患的共犯。肥胖、糖尿病、心臟病的盛行，跟企業化農場的玉米、黃豆、小麥的過度生產掛鉤；細菌、病毒、真菌抗藥性的普遍，來自於抗生素與殺蟲劑的過度使用；營養枯竭的食物供應系統，來自土壤的過度處理；而癌症、肺病及其他慢性疾病的爆炸性成長，跟大農場、大藥廠的化學副產品有關。

務農和行醫正在改變的道路上

為了對抗這個令人憂心的趨勢，事情正在開始變化——至少在農業上。我如今明白，《土壤的靈魂》懾我心弦的那套全系統的角度，其實反映的是遠大於此的農業典範轉移。轉移之巨由下列數據可見：自二〇〇二年起，在加州、印第安那州、堪薩斯州、威斯康辛州等農業州，注重生態或整體觀經營的中小型農場，成長幅度是百分之五百。

今天，有機農產的銷售額是成長最快的農產類別。雖然工廠式農場依然居多，不少大型農業學校（如華盛頓大學、加州大學戴維斯分校）紛紛創設永續農法的教學和研究計畫，集中注意力於若干關鍵領域，例如水、能源以及土壤保育與害蟲綜合治理（最後一點將在第四章探討）。就連在政治圈，永續農業的提倡者也有了更大的力量。

在我寫作的此刻，代表消費者和農民的幾十家機構正在向立法者施加壓力，希望通過一個農業法修正草案（二〇一三年），終結對企業化農場的貼補，將資金轉用於支持保育性的土地看守與保育性的農業。

這次典範轉移雖有多種名稱，如整體觀農業、整合性農業、生態農業及永續農業，其實說的都是同一個觀念：農場不僅僅是許多部分的集合體，而是一個複雜（有時也可以說是尾大不掉）的生命系統。這個新典範暗示著，一個農場體系裡的人類和所有成員要得到真正的健康，就必須加強理解生命個體之間的緊密連結，並以現代科技小心地強化它。

醫學則相反，依然大致遵守化約主義原則。但倒也不能說毫無改變的跡象；比如，當今的醫學院入學測驗（MCAT），出題範圍已從基礎科學的狹窄觀點擴大，納入社會科學、跨文化研究及批判分析。

近年的醫學論文也開始要求採取「複雜性角度」——換句話說，包括生物標記、病人與醫生的期望、生活習慣、實體環境在內的多重因素，都可對醫療發揮作用。在轉移醫學的世界觀方面，亞利桑那大學的安德魯．威爾（Andrew Weil）及其同仁的努力或許最為顯著。他們創設了整合醫學專業訓練學程，開立營養、草藥與其他非藥物療法的課程，探討新的醫療典範。

儘管有這些轉變，我們可以公平地說，以「全系統」角度看待健康與療癒究竟有什麼意義，醫界大多數同仁只不過才開始摸索，然而，同一個問題農業卻已思考了幾十年。

在我看來，農業在網狀思考方面之所以領先醫學，原因不少。首先是一個簡單的事實：務農，再怎麼高科技，終究無法完全背離大自然。栽培農作、飼養牲禽，只要超過某種規模，一般必須在戶外進行，總有打雷下雨、遇到乾旱、出現傳染病的可能。醫學卻不一樣，我們已經有辦法用心肺機維持心臟跳動，用保溫箱照護新生兒，這種能力使我們開始認為在生命的方程式裡，自然規則可以輕易地被剔除。

其次，農業實驗也比醫學實驗容易一些。在測試新模式、將結果付諸實施方面，農夫可以比醫生更靈活機動。農業上，做個觀察，問個問題，設計個研究，然後在一兩個生長循環之內發展出一個前所未見的新方法，是有可能辦到的。

醫學上，一個新的介入治療要大功告成，花上幾十年乃至幾個世代都有可能。道德、法律、資金以及行政上的考量，也使質問、改變既定的醫療措施十分困難，就算既定措施沒有清楚效用，反而有相當的風險也不例外。拿剖腹生產為例，一般美國醫院施行的剖腹產，百分之十五到二十被認為沒有醫療上的必要。又如，攝護腺癌的ＰＳＡ篩檢能否挽救生命或減輕痛苦還缺少證據，但許多醫學中心仍繼續提倡。

最後，則是兩個職業各自有著不同的文化。務農必須具備靈活應變的能力，有本事以小搏大——在收入較低、補助微薄的行業（工廠式農場除外）裡，這是現實使然。因此，農業這一行多的是無視權威者與獨行俠，他們肯東敲西補，設法滿足家人、社群及土壞的需求。從醫的人則相反，我們對試圖抗拒現有體系的人皺眉搖頭。甚至可說，我們的誓言「首先，不傷病人」雖然十分正確地提醒我們生命是神聖的，也已經對譯為戒慎與保守的文化傾向。

我得承認，對這個文化傾向我自己也不能免疫。可是，一旦我知道在健康與療癒上，那些生態農夫牛仔有多少東西可以教我，他們的勇氣也就感染了我。我決定豁出去了——穿上膠靴，回到農場。

可是要從哪裡開始？讀完〈人體與土地〉那一章之後，答案清楚可見。許多開闢新天地的務農者直指他為靈感之源，我必須從他開始。我必須去肯塔基見貝里。

農夫與醫生的對話

我和貝里交談了幾個小時，坐在露台上的椅子裡，看著下面的河水流過，天上的太陽移動。他告訴我前幾代的肯塔基人吃的是什麼（「自家的乳牛、雞群、果菜園、肉豬——都餵養了我們」），他從農場到學院再回農場的經歷，以及他最愛的三樣東西：結縭五十一載的太太湯妮亞、負責性林業[1]、四季草場[2]。

終於，談話轉到我的計畫上。一開始，我問他那些給我極大啟發的文字，尤其是「我們對待身體跟對待大地的方式，應當彼此肖似」，究竟當初要說的是什麼意思？貝里坐在椅子裡搖晃了一會兒，對我的提問認真地想了想。

「對醫和農兩件事，你要問的關鍵問題都是：你打算做成什麼形式？是工廠那種形式，還是森林或本土草原的形式？我們每到一個新地方，就對它說，『欸，聽好了，你得給我長玉米，年年都得長。』而我們向自然汲取的資本，根本歸還不了。對於健康，我們做的事一模一樣。我們不再聆聽自己的聲音，卻向一個等式臣服：生物體等於機器。

接下來自然就是，醫生連正眼都沒瞧你一下就切掉你的腸子。」他朝遠方一指，指向羊隻點綴的起伏牧地。

「就拿那片坡地來說好了。現在一年到頭長的是青草。早年，那裡種的是一排一排的作物，可是那樣做是錯的。」

1 譯註：responsible forestry，泛指將生態環境、永續經營列入考慮的林木利用方式。

2 譯註：permanent pasture，不輪替作物、全年讓草生長的牧地。

老實說，這是我第一次想到「工廠式醫療」可以拿來跟「工廠式農作」對應，而且這樣相比完全有理。工廠式醫療這個詞很能掌握當今醫療模式所具有的缺失：浪費資源、過分注重藥物的短期療效而忽視長期副作用的風險、焦點錯置於個別器官而忘記生物整體、對身體自癒的本能漠不關心。我告訴貝里我想向農夫學習，向整體觀的、模仿自然韻律的務農方式學習。學到的東西，我希望能在行醫中運用。他點頭。

「你知道，大家在用『有機』、『整體觀』那些可以印上T恤穿上身的字眼，其實要傳達的是一種禮貌，一種敬意，而且必然伴隨著愛。我們在建立婚姻、友誼或是農場的時候，也是在建立合夥關係。在這種關係裡，我們仔細看、仔細聽合夥人想給我們的回應是什麼。我們有對話，一種為了彼此共同的利益而努力的對話。」

他一邊加重語氣說「共同」這兩個字，一邊彎下腰撫摸腳邊的邊境牧羊犬。

就在這時，貝里的太太湯妮亞出現在門廊上。她剛從鎮上回來。有她在場，我目睹貝里從農夫哲學家搖身一變，成了一個兩眼發亮、嘴角帶笑的少年。兩人聊著太太這天做了什麼，其中大部分時間花在來來去去接送幾個孫兒，接著，憑著五十一年美滿婚姻所必有的默契，他倆同時起身走下階梯，開始晚飯前的農活。

我開心地跟在後面，盡可能不去插手壞事，看他們點查羊群，餵食負責保護羊隻的一對羊駝（也叫駱馬），用綁乾草捆的一截細繩綁緊穀倉裡幾塊鬆脫的木板。

「戴芙妮，只要有一綑細繩，生活裡很少有東西是修不好的。」貝里邊說邊給他打的平結扯了結結實實的最後一記。

然後我跟他一起往外走向草場，去牽兩匹體型碩大的佩爾什種役用馬，它們是用來拉犁的。貝里長腿一跨，輕易越過帶刺的鐵絲籬笆，我卻得矮著身子從下面鑽過去。在路上，他彎腰拔起一撮帶土塊的青草，頗為自豪地給我看裡面共生已久的早熟禾和白花苜蓿。

「自從我們讓這塊過度使用的土地休耕，成為四季草場，這兩種草就慢慢重新出現，」他解釋。「終年有植被的土地是安全的。長了草的表土編結得像地毯一樣，覆蓋在上面，避免土壤流失。多年生植物的根，扎得比一年生的植物要深，可以把一年生作物吸取不到的營養素和濕氣帶上來。」

我們回到屋子裡的時候，湯妮亞正在清洗園裡採來的青菜，開始準備晚餐。在夕陽暖色映照的廚房裡，我向兩人道謝，擁抱告別。等我寫書相關的研究告一段落後，他們歡迎我再次來訪。

然後，貝里的手搭在紗門上，告訴我他最後的想法。那是他的臨別贈禮：一連串我可以仰賴的問題，在我展開農場拜訪之旅時，能用來跟農夫展開對談。

「你總是得『諮詢地方上的土地神』，」他引用詩人波普（Alexander Pope）的詩句。「你應該問農夫，『你初到之時這裡有什麼？你來到以前這裡有什麼？你在這裡一開始用到了什麼？這裡的自然環境對你有什麼要求？這裡的自然環境能幫你什麼忙？』」

波普這句詩，在貝里的其他訪談和文章裡我已經讀過，可是現在碰上了我這個計畫，卻有了全新的意義。我走下陡階，朝著河流及停車的方向走去，拿筆把貝里的最後一番話潦草地寫進本子裡，差點跌了個狗吃屎。

我站在田裡，看著健壯的牛，突然有個靈感，我的病人艾莉難以言詮的耗盡、脹氣、過敏，說不定都跟腸胃和菌落的紊亂有關。

我想知道自己此刻學到的生態循環這一課，要怎麼應用到她身上。

第一章

向土地學習，重新找回身體的活力

金禧生機互動農場

華盛頓州康乃馨市

添加再多的化學品、補充再多的礦物質，
都不可能完全重現老練的根際層裡天然發生的一切。
艾瑞克發現，最好別碰土壤，
就讓微生物相去驅動整個農場的生命力。

現在我們益發清楚，每天補充一到兩劑的鈣並不自然，因為藥劑鈣不能複製與食物鈣相同的代謝效果。漸漸出現更強的證據顯示，藥劑鈣並不安全，也不特別有效。

——Ian R. Reid and Mark J. Bolland

〈Calcium Supplements: Bad for the Heart?〉《心臟醫學期刊》（*Heart Journal*）

我抵達西雅圖，準備前往金禧生機互動農場（Jubilee Biodynamic Farm）。

明明是仲夏期間卻莫名其妙地冷了好幾天，當天恰好是最後一個寒冷陰沉的日子。

金禧農場的主人兼首席農夫艾瑞克．哈肯森把車子停在西雅圖機場路邊，迎面給我一個大擁抱。他向我道歉，不只是為了天氣差，也為了前一晚跟鄰居的慶祝派對造成他宿醉未消。

直到這一刻之前，我們的連繫只有兩封電子郵件，跟一通模糊不清的手機對談，討論的都是我的兩週農場實習。當時我問怎麼在機場認出他？他說：「啊，只要找那個典型的挪威農夫就對了。」

果然不錯，高大厚實，靴子帶著泥巴，兩眼湛藍，黃色直髮。六十二歲的他鬍鬚已白，髮色尤其顯著。（後來我忍不住問他，頭髮是不是染過，聽見我問話的所有實習生立刻發出一陣嚎笑，這也難怪。）艾瑞克的一切都吻合我的想像，唯一讓我失望的是他的車子，一輛相當乾淨的福斯旅行車。農家必備的那種滿布塵土、乾草捆堆得高高的小貨卡到哪兒去了？罷了。我很快就丟開這點小小的不符期望，告訴自己，未來兩個星期有的是機會看到農場的裝備。等我把背包跟過分乾淨的工作服放進行李廂，我們就上路了，往東駛向金禧農場。

跟我後來遇到的不少農夫一樣，艾瑞克走上務農這條路，頗經過一番曲折。他邊開車邊告訴我，他在華盛頓州的林塢（Linwood）、埃德蒙茲（Edmonds）長大，進聖母大學讀哲學及西方經典，然後改換跑道成為專業漁夫，在阿拉斯加外海冰冷的水域撈捕鮭魚，之後又掉頭回到學院，進入耶魯神學院的宗教哲學系。

可是，在多年漂流海上後，又感覺學者生涯太悶了，他終於在一九八九年下定決心，去實現今生的夢想——成為農夫。那個時候他買下了金禧農場，跟四個正值青少年的孩子和第一任妻子搬了過去；不過，打從一開始，妻子就跟他的農家志趣不合拍。

我們下了高速公路，開上狹窄的鄉間道路，艾瑞克告訴我，金禧的頭幾年考驗了他體力和毅力的極限，遠勝於海上生涯或專業要求極高的學術生涯給他的挑戰。不但婚姻破裂，將十二英畝地變為營生也困難重重。不過，自從可愛的溫蒂如魔法般地出現，當時離婚四年的她來農場實習，事情就有了轉機。

按照我的理解，艾瑞克立刻愛上她。他說，溫蒂天生就是務農的料，而且連本帶利跟她一起出現的，還有她的家人，包括母親和兩個女兒，三人都住在附近，經常來幫忙兩週一次的農產直售。艾瑞克的女兒跟男友也住在農場上，後者是金禧農場的工頭。艾瑞克的描繪給我這樣的印象：大夥兒快樂共存，一如電視劇《歡樂家庭》的農村版[1]。

四十五分鐘後，我們在一幢新建的高腳式農舍前停下。房子是正方形，四面有窗，還有迴廊繞屋一圈，可以眺望田野。我不久就明白，高腳的設計是為了應付冬季常有的水患，因為是洪水可以淹沒整個河谷的。我們正好碰上晨間休息時間，溫蒂在玄關迎接我，她脫下濕透的外套和覆滿厚泥的膠靴。她的頭髮盤緊成髻，讓我想到丹麥奶油餅乾盒上那個兩頰白裡透紅的甜美農婦。

我們三人走進房子，煮好濃咖啡，然後在客廳坐下。坐墊飽滿、舒適而溫馨，我們對

1 譯註：The Brady Bunch：美國七〇年代老牌影集。劇情是各自育有三名子女的家長喪偶後相遇，組成一個新的大家庭。《歡樂家庭》是台灣播出這部影集時的譯名，新譯為《脫線家族》。

著滾燙的杯子吹氣。從頭一次通信開始，艾瑞克對於一個家庭科醫生想來跟農夫學習，似乎不覺得有那裡奇怪。可是溫蒂很好奇，我到底要幹什麼？我對這個經驗有什麼期望？面對率直的提問，我不得不仰賴貝里曾說過的那句話：

「我想，我來是為了諮詢本地的土地神。」我告訴他們。

透過細雨，我注視外面濕潤閃亮的廣闊田地，瞥見更遠處的一彎河流。他倆似乎對這個答案很滿意。

健康的耕層土，就像健康的身體

第二天早上，我在一束陽光中醒來，夏天終於回到這片河谷。我在穀倉旁邊找到艾瑞克，他正在給金禧的實習生分配工作。之後，他帶我走到不遠的工具棚，教我認識推鋤，又叫呼拉鋤，長相古怪，鋤刃狀如馬刺。然後，他派我去替花椰菜等蕓薹類作物（Brassica，十字花科下的一種）除草，跟十幾個「臨時工」一起幹活。臨時工們都住在附近社區，以勞力交換每週一籃剛採的新鮮蔬果。跟我同組的有馴狗師、針灸師、軟體工程師，把眾人集合在一起的是大家對農活的一致愛好。

不久，我跟一個曬得很黑、頸上繫著紅領巾的男子約翰．羅曼奈里聊了起來，他在我正對面揮鋤。他的自我介紹是：身為木工，心為農夫。他告訴我，他熱愛好的土壤，愛到他給自家公司取名為「木料與耕層」（Timbers and Tilth）。

「耕層是什麼？」我問約翰，一邊小心翼翼地鋤掉雜草，免得傷到花椰菜。

他停下工作，瞇起眼看我，用領巾拭去額上汗水。我臉紅了，我暴露了自己對農事一無所知。其實是我太敏感了，約翰並不像是認為我的問題很笨。他倚在鋤把上，若有所思地望向遠處。終於，他單膝跪下，雙手捧起一握土，隔著田壟遞給我，彷彿在進獻宗教供品。

土是深邃的可可色，每一個顆粒都在閃爍跳躍，顯然被身藏其中的微小生物充了電。儘管陽光熾烈，土卻是濕潤的，質地一點都不像店裡賣的園藝土，後者的顆粒經過均勻地絞碎，不帶一絲生氣。而且手中的土令我想起很好的麵糰，在還沒揉也還沒擀之前，麵粉跟奶油混成許多形狀不一、大小不等的團塊，彼此之間有很多空隙。我注意到自己開始流口水，我笑了起來。一捧泥土居然能引起這麼怪的反應！

「這就是健康的耕層土，」約翰說。「有點像健康的氣、健康的身體，很難描述，可是一見到，你就明白了。就像是你的病人，如果他們很健康，你能看得出來。嗯，對我們農夫而言也是一樣。」

土地也有病歷表？

原來，金禧農場並不是一直都有一流的耕層。隔天，做完清晨的活兒之後，我跟艾瑞克在餐桌旁坐下，享用碎煎蛋，雞蛋剛從「拖拉雞棚」（農場上的巡迴式蛋雞雞舍）裡撿來。艾瑞克看起來不修邊幅更甚於平日。他告訴我前晚沒睡好，因為整夜都在擔心母牛會溜出柵欄，把鄰居剛成形的菜園給毀了。

他按照生機互動農法，每天把牲畜移動到另一塊草場放牧，可是最新的這塊地，圍欄離隔壁的地界太近，艾瑞克的牛只要逃出來十分鐘，就能把一整季的收益踩在腳下，吞進胃裡。讓他睡得更不安穩的是，鄰居夫婦已經在破產邊緣了。

另一個鄰居范恩，就是在我抵達前一晚主辦派對的那位，開著他的小貨卡來到，跟我們一道用餐。范恩在史諾括米河谷務農超過四十年，這條路沿線上下的居民都當他是市長。他還會修理曳引機，這種人在任何農業社區都是個要角。

這天早上，他要跟艾瑞克好好商量，怎麼讓美國陸軍工程隊停建當地的水壩。兩人都認為這項工程是上一個冬季導致河谷洪水創下紀錄的禍首。兩個農夫交談結束，范恩開始講古，告訴我金禧農場的早年故事。

「九〇年代中期艾瑞克接手這塊地時，土壤一團糟。舊輪胎、水泥塊、越野車凹凸不平的輪跡、荊棘藤蔓，到處都是。就像面對一個老弱而虛肥的人，你的任務是把他變得瘦削而強壯。」范恩嘆了口氣，兩臂放在自己的便便大腹上。

艾瑞克看來很能體會這個比喻。他笑出聲來，說自己買下十二英畝地的時候，可是絲毫不留機會給任何可能出現的意外。

「我擔心土壤擔心得要命。我知道這裡地力枯竭。我問自己：『你要隨波逐流，生產毫無營養價值的食物嗎？』我知道，養分密度高的食物，不可能來自缺乏養分的土壤。」

放下尼采、康德，拿起作物學、害蟲防治專書的艾瑞克，全心投入學習農耕，跟當年在研究所讀哲學一樣認真。其中尤其吸引他的是土壤研究先驅阿爾布列希（William Albrecht）的著作。阿爾布列希認為，表土有一個黃金比例，也就是維生素、礦物質的理想比例，不論在多倫多還是非洲廷巴克圖，種的是稻子還是蕪菁。

最終，原理都一樣。透過閱讀，艾瑞克結識了一位阿爾布列希的學生，後者甚至更進一步創立了一家土壤分析公司，專門測試土質，並建議客戶添加哪些成分、分量多少，以達到阿爾布列希的完美土壤比例。

「我在土壤測試方面下了很大的投資。」艾瑞克說。他消失在自家的辦公室裡，一會兒重新現身，拿來一個厚厚的牛皮紙檔案夾，重重地放在我的咖啡杯旁邊。我瞟了一眼紙堆的第一頁，我的立即反應是：艾瑞克幹嘛把他的病歷表拿來給我看？

那張單子跟病人拿到的檢驗單幾乎一模一樣。有一行是礦物質：鈣、鎂、鉀、氮、鈉。另一行是讀數，還有一行列出正常值的範圍。我仔細一瞧，才見到一個細微而重要的區別：上方印的抬頭是「農業服務公司」，而非醫學檢驗單位。在左上角，我通常會看到病人的名字、出生日期，現在卻是如下資料：

地點：金禧農場
作物：番茄
田野取樣：11G～2～05

紙堆裡的每一張格式都相同，不同的只是作物、取樣編號、日期，當然還有結果。紙上加印了一格，列出這塊地建議補充的養分（磅／每英畝）：「硫85，鈣2000」之類的。單子最下方有條一般須知：「所有的補充建議，都必須施於土壤、廣為散布，除非另有說明。」

如地力枯竭的疲憊身體

我翻閱艾瑞克的一張張報告單時，想起我的病人艾莉。在我啟程來金禧前的一個星期，我第一次替她看病。她可以說是艾瑞克那塊越野車傷痕累累、廢胎四處棄置的土地的活化身。

從外表看來她五十幾歲，可是根據病歷記載她才四十歲。深色瀏海下面的臉龐蒼白而悲傷，眼睛下方是灰暗的眼袋。當她描述自己長年腹脹、過敏、體重上升、倦怠等症狀時，越講聲音越低，最後變成耳語。要是用一個詞來總結她的情況，我會說「耗盡」。艾莉從來沒生過大病，也沒出過大意外，她說不上來症狀是哪一個星期或哪一天開始的。她是這麼解釋的，「這些問題我大概好多年來一直都有，只是沒這麼嚴重。」

基本上，她不曾理會自己這些問題。一開始，她忙於自行創業發展專門布料的生意，顧不上別的事，後來，父親被診斷得了絕症，她傷心欲絕，經常長程往返東西兩岸探望父親，老是處於時差之中。

有一天，她精疲力竭到了極點。她在床上躺了兩天，卻毫無幫助。等到她好不容易起床，她去的是診所，而非辦公室。從那天起，她開始接受各種檢查，加起來，她已經做了上百個檢驗。跟艾瑞克一樣，她把自己的檢驗報告依日期整理好，放在牛皮紙檔案夾裡。第一次來看診，她就把那一落報告遞給我。

紙堆最上面的，是標準的「倦怠」檢驗：一般化學分析，甲狀腺檢查，維生素B_{12}和D的數值，還有貧血、自體免疫疾病的檢查。這些報告確實顯示艾莉少了點維生素B_{12}、維生素D、鐵，她期待提高這些數值以後自己就會恢復精力。

可是經過幾個月的高劑量補充，她不覺得情況有多少改進，於是去請教了（按時間先後）腸胃科醫師、風濕科醫師、內分泌科醫師、神經科醫師、過敏科醫師、自然療法師、整脊師。每看一個專科，檢驗就更細、更罕見；譬如分析頭髮裡重金屬汞、砷的含量；檢查唾液裡的激素值；抽血查驗疱疹病毒、萊姆病、焦蟲病、食物過敏、微量維生素與礦物質，以及各種不同的神經傳導物質與胺基酸。腸胃科醫師要她去做氫氣呼吸測試、內視鏡、結腸鏡，甚至要她去驗血檢查是否有兩種跟大腸疾病相關的遺傳標記。

可是這些檢驗報告沒啥大用。氫氣呼吸測試顯示，艾莉或許有一種腸菌的小量增生，因此她服用了兩星期的抗生素，並被告知別碰麩質、奶類或任何增加腸內氣體的食物（包括花椰菜、抱子甘藍、韭蔥、洋蔥、豆類）[2]。深入的微量營養素分析則說，在所測項目中，她的血液裡有十五種檢驗值低於理想值，因此她盡責地服用維生素、礦物質以提升數值。

可是如果有任何進步，也都倏忽即逝，她的身體很快就回到既病又乏的基本線。事實上，她的消化功能似乎持續惡化，到最後她感到腸胃彷彿無法處理任何東西。吃了肚子不會痛的食物只剩下能量棒、罐頭雞湯、蒸菠菜、蒸雞肉。經歷一連串的嘗試，她也快破產了。除了已經自費幾千塊看病，她還病得無法工作。她問我，是否覺得她需要再做更多檢驗，還是可以有其他辦法。

我一邊回想跟她的交談，一邊繼續翻閱艾瑞克的檢驗單，終於，我翻到最底下一張，二〇〇四年的分析報告。這可奇了。是不是還有另一份報告含有至今的檢驗數據？還是在

2 腸胃專科醫師給艾莉的飲食建議，是根據 FODMAP（指可發酵的寡糖、雙糖、單糖、多元醇）飲食法。這種飲食法主張，去除快速發酵的短鏈碳水化合物可以減輕脹氣的症狀。這點或許沒錯，可是 FODMAP 的禁食單所列的，恰巧是餵養腸道益菌的食物。較佳的策略或許是留心清單上的食物，避免一次吃太多，但不要完全禁絕。FODMAP 清單可上網 www.IBSgroup.org 下載。

某一個時間點，艾瑞克放棄了「檢驗與置換」，改用其他方式改進土壤？他最後是怎麼使「虛肥老頭兒的土地」脫胎換骨，變成羅曼奈里及其他人一致稱許的一流耕層？我抬起頭來要發問，可是他跟范恩已經不見了。顯然該上工了。

做遍檢查，疾病仍無解

我往豌豆圃走去，兩個農場全職工正在「培養」豆藤。我馬上就知道該怎麼做，多虧昨天凱西給我好好上了一堂培養課。

凱西來自康乃狄克州，是個年輕的農場助理，一臉落腮鬍。當時我們在番茄培育溫室，裡面像蒸籠一樣，汗水滾落我的腰際。我看著他起繭的手指提起番茄的新生主枝，輕柔而小心，以免碰傷嬌嫩的花和卷鬚，然後技巧地掐斷側生枝——那些奪取主枝生長能量的多餘的芽。

令我想起自己當醫學生和住院醫師的青澀期，曾經一次又一次動也不動地站著（身體的不舒適亦如出一轍），跟資深醫師學新的技術。

處理豌豆所需的專注和耐力比不上處理番茄，我沿著一排豌豆做下去，注意力開始游移。我先欣賞鄰圃的青蔥和草莓，它們看來跟豌豆一樣欣欣向榮。接著，我細看豌豆藤邊上種的金盞花和琉璃苣，這兩種開花植物是誘餌，使昆蟲不去注意附近的蔬菜。

然後我低下頭，看到腳下的沃土不只是土而已，裡面雜草狂生，數以百計，有些野草毛茸茸的；有些則頭角崢嶸，像史前生物，開著小不溜丟的花。光在農場的這一個小角落，我就看到數十種不同的植物，每種的扎根深度、養分需求都略有差異，而且很可能每一種都對金禧農場的好耕層做出了貢獻。

我停止摘芽，嚼起一顆豌豆。土壤測試可以精確度量所有這些植物的需求嗎？至於羅曼奈里手中那捧「優良耕層土」裡所有的微生物、小不點動物，這種測試也考慮到它們的需求嗎？最後，我想到了艾莉，想到她身體的複雜度。沒錯，複雜度存在我們每個人的身上。把她做的檢驗加起來，就等於一身病痛的全貌嗎？基於她並未好轉，答案顯然是否定的。[3]

3 艾莉所做的檢驗，有些很恰當，可是也有很多並沒有醫療效益。某些檢查應該採取哪一類樣本（血清、血漿、糞便、頭髮或尿液），才能提供最準確的數據，醫界仍有爭議。另外有些檢查，大家還不清楚不正常的數值。就拿經常檢驗的維生素D來說，儘管嚴重缺乏的數值已有公認，然而跟長期健康問題（抑鬱、多發性硬化、某些癌症）相關的、更為精密的缺乏數值，大家所知不多。然而，不管是維生素D，還是艾莉檔案夾內其他多種受檢項目，我們並不清楚是否它們本身即為健康問題的生物標記，還是僅能指向難以量化的、層面更廣的問題。

或許有人會問，為什麼大家這麼愛做檢驗。對於醫界來說，檢驗表示有一個確知的結果可以告訴正在受苦的病人；對病患而言，能對麻煩的毛病提出一個尋覓已久的解釋；對於營養添加劑和藥物的製造商，則供應了販賣新產品的機會；對醫院（和醫生）呢？做檢驗不但可收錢，還有後續的開刀等治療收入。創造一個熱鬧滾滾的檢驗市場，醫療顯然和農業沒什麼不同兩者，都是商機無限。

胡亂補充維生素，並不會變得更健康

那天晚上，我在艾瑞克跟溫蒂的廚房裡掌廚，我烤了羽衣甘藍，配上加了薄荷葉的麥粒飯。邁特跟迪安娜（讓艾瑞克失眠的那對年輕夫妻）來和我們共進晚餐，他們貢獻了自己收成的當季頭一批番茄，還帶來令人回味的本地山羊乳酪（牌子叫「沒有女人」）。檢驗報告的檔案夾仍舊躺在餐桌上，使得艾瑞克重拾十二個小時前的話題。

「我花了好幾天時間，追蹤這些電腦報表，」他嘆口氣，拿起這疊紙當扇子搧。我剛到金禧時的涼意已被超過三十七度的高溫取代，即使是晚上八點，農舍還是有點太暖。

「我用播種機，撒了成千磅的礦物質在這片十二英畝大的土地上。」他並沒有誇大，按照那些報告，我估計艾瑞克雇用農業測試公司的那幾年裡，在自己的土地上播撒了超過五十噸的外來礦物質。

「可是，我總覺得哪裡不對勁。其中很多礦物質不知道是打哪兒來的，有可能是來自開發中國家。那些國家的土壤比我們更需要這些礦物質。而且我也不明白，如果這一切東西對我的作物這麼好，為什麼製造商會建議在播撒時戴上面罩？」

更何況，盡了這一切努力後，他想要的奇蹟般的改善始終沒出現。

「我忍不住想，沒錯，我是放了礦物質在土上，可是它們真的進入植物裡了嗎？還有，假如我不巧把某一樣多加了一點，那麼對其他養分有什麼影響？我聽過一些講法，說一樣東西加得太多，就會『鎖住』別的元素。那豈不是使土壤的狀況變得比最初還糟？」

我再次想起了艾莉。要是她坐在餐桌旁聽艾瑞克講自己的故事，我保證她會點頭同意。她來找我看診的第一次，不但帶上厚重的檢驗報告檔案，還有兩個購物袋，裡頭裝滿處方藥和非處方的營養補充品。她一樣一樣拿出來，擺上我的書桌，又擺上桌旁的書架，直到我小小的診療間看起來像家保健品店。

她的處方藥我可以一眼認出，例如治療胃病的質子幫浦抑制劑，緩解小腹絞痛的解痙劑，調節情緒的抗憂鬱藥，以及減輕過敏症狀的抗組織胺。可是，艾莉藥局的瓶瓶罐罐上面，有相當大的比例貼的標籤意義模糊，沒有確切的營養成分，譬如「生力強」、「婦女旺」。

我細讀標籤上的小字，看到若干營養素屢次出現在許多藥罐上。比方，我發現其中五種保健品都含有鋅，而四種列有維生素A或其代謝產物維生素A酸（高劑量的維生素A酸可能會造成骨質流失）。

瞧著這番陣式，要是覺得艾莉給錯誤的營養素「鎖住」了，並非是誇大想像。真的，任何藥物或營養補充品都可能產生意料之外的後果，而人跟土壤一樣，一種養分的缺乏可能歸因於另一種養分過多。例如，鈣過剩，會造成人體缺鋅、缺鐵。（有意思的是，艾瑞克告訴我，土壤中磷太多，同樣會造成作物營養不良。）我很好奇，艾莉脆弱的身體系統裡，到底有多少負面的交互作用來自她服用的這一切藥物和營養品。

這並不是說，維生素製劑一無價值。拿一七〇〇年代的水手來說，經過幾個月沒有蔬菜、水果的海上生活，他們一致出現虛弱、牙齦出血的壞血病（維生素C缺乏症）相關症狀。無庸置疑，這個問題可用補充適當的營養補充品來預防。維生素及以人工添加營養素的食品，已證實可在因食物缺乏而導致人們營養不良的開發中國家，改善國民的壽命預期值。

同樣地，做了胃繞道手術的人，或是患有癌症、慢性腸胃病、腎臟病的病患，經常出現嚴重營養不良。對他們而言，補充特定的維生素、礦物質是合情合理。可是，對於艾莉以及其他那些營養攝取未達理想但不至於惡性缺乏維生素的人來說，服用維生素、礦物質和他種營養補充品以期臻於營養均衡，一如艾瑞克採用「檢驗與置換」法以期達到土壤的理想狀態，結果都是一場空。

到目前為止，差不多每一項設計完善、隨機抽樣的大規模研究都顯示，補充品對於改進健康、預防疾病沒有多少效果，有些時候甚至會使情況惡化。

維生素B群不能降低心臟病與中風的風險；剛好相反，服用B群的實驗參與者中風機率更高。維生素E不能防範心臟病，反而跟更高的整體死亡率相關。高劑量的β胡蘿蔔素其實會造成心臟病和肺癌的比例上升，而鈣片跟動脈粥狀斑塊的增加或堆積有關。這一切發現令人尤其傷腦筋，因為既有的人口普查式研究持續顯示，攝取含有豐富營養的人，以上這些疾病的發病率都較低。

如果「檢驗與置換」不能解決問題，那麼要怎麼協助艾莉這樣的人達到更好的「耕層」狀態？也許她可以向金禧取經。我需要知道：艾瑞克和溫蒂究竟做了什麼，才使

「虛肥老頭兒」的土地終於恢復全面健康？

一個自足的生態圈，才能維持土壤的肥沃力

因此，在飯後甜點時刻，我提出了這個問題。

我們正在分享一籃 Albion 品種草莓，是我黃昏時分剛採的。（我得說，在座的四位農夫農婦都在取笑我選的草莓，有不少在他們看來明顯還沒熟透。對於住得離草莓田不遠，有餘裕等待草莓成熟的人來說，「熟」的意思就是幾乎一碰就掉。可是我怎麼會知道呢？我的院子裡沒種草莓，附近市場買的又往往還沒熟就被摘下。）

我問艾瑞克，是否有一個全新的做法，翻轉了他這塊土地的素質。

「真正的改觀，」他說，「出現在我轉向生機互動農法以後。那時，我們停止檢驗土壤，一切便真的開始好轉。在生機互動農法裡，動物取代了添加物，它們有效多了。」「你明天該花點時間去跟母牛在一起。」他邊說邊從餐桌起身，往臥房裡走，準備就寢。

沒錯，我知道這裡是生機互動農場。其實，要是你上金禧的網站，會發現名稱寫著就

是「金禧生機互動農場公司」。不過老實說，在我動身來這裡之前，連續幾個禮拜都忙得暈頭轉向，差點連用網路地圖找出金禧在華盛頓州哪裡、要怎麼去的時間都沒有。我完全沒去研究什麼是生機互動，反正聽起來健康自然，我想一定跟有機作物有關。顯然，有必要把它弄個清楚。

當晚，我躺在農舍客房的床上。繞著自己擺了一圈生機互動的書籍，全都偷自艾瑞克的濟濟藏書。生機互動農法的創始人魯道夫．施泰納，一八六一年生於奧地利鄉間，著作和教學範圍遍及宗教、教育、醫療、農業。不論在哪一個領域，施泰納都是個怪胎，挑戰多數同儕所服膺的化約論世界觀。

相反地，他提出一個複雜論模型，促請科學家探討物質與精神之間，以及人類與其他生命系統之間的連繫。要是用圖表示施泰納式的關係，看起來將是一個精巧的三維蜘蛛網，跟多數醫學教科書裡載滿的線性思維大異其趣。

施泰納的「農業講稿」是一九二四年（他去世的前一年）對德國農民的一系列談話，既闡揚他的理論，並提出實用的建議，可在農場推行。他預言，化學氮肥的大量採用（當年跟他同代的人稱許這個新發明幾近奇蹟）是短視的解決方法，將迅速降低土壤素質，從而影響動物與人類的健康。他解釋，要維護土壤的肥沃力和人類的活力，每個農場都必須是一個自足的生態圈，或說是一個能量自給的生命體。

希臘文 bio 意謂生命，而 dunamikos 意謂力量。生機互動農法臻於理想時，毋需任何外來添加物，不論是肥料、殺蟲劑、除草劑、汽油，還是其他物質，恰是「永續」的真義。為了達到這個目的，施泰納提出不少有充分科學證據的建議，例如以堆肥促進氮的循環。

但是，他推薦的另一些做法卻跟既有的農作教學大相逕庭。譬如，為了增進肥力，他告訴農人把香草植物和糞肥塞進牛角，在星座曆表的某些時辰埋入地下，然後掘出，經過極度稀釋後噴灑在土地上。施泰納遭多數同儕及今日許多主流科學人士視為腦袋有問題，可能得歸因於這種原因。在北加州一家葡萄酒生產商有個部落格，叫做「生機互動是騙局」，部落格主稱施泰納「嗑藥如提摩西．李瑞，作秀如P. T.巴南」。前者提倡使用迷幻藥LSD，後者則以設騙局讓很多人上鉤而出名。

不過，當我繼續讀下去，我不能不注意到施泰納有好些看來怪異的陳述，隨著時間也已經得到證實。譬如，他要人當心，餵牛吃其他動物的蛋白質，牛便會發瘋。現在我們明白，狂牛病是普里昂蛋白導致的疾病。普里昂是一種類似病毒的分子，當牛被餵食裡面摻有其他動物絞碎神經組織的商業飼料，就可能感染狂牛病。

施泰納對於氮肥的預言，也同樣具先見之明。今天，從印度到印第安那州，有大片土地無法耕種，就是因為石油製造的化學肥料已經毀掉了土壤。

我闔上手裡那本談生機互動的書，把燈關了。然而，儘管勞動了一天，卻仍無絲毫睡意。我翻來覆去，氣溫仍然很高，好不容易舒服點，意識正進入朦朧之際，附近一群吵鬧的郊狼使我赫然從床上坐起。我漫步出門，身上穿著一件T恤，在屋外的迴廊坐下，一邊希望有微風吹來，一邊聽輪番更替的嚎聲在山谷裡迴響。

我剛才讀的東西，沒有一樣是太新或太讓人意外的。突然，我明白了為什麼。撇開牛角和星座不談，施泰納的想法跟亞伯爵士那本《土壤與健康》，簡直就是孿生鏡像。施泰納的宗旨，也體現於貝里對待肯塔基州波特若亞爾那塊草場的做法。亞伯爵士原書出版於一九四七年，裡面不曾引用施泰納的內容（他知道後者與否，我們並不清楚）。我向貝里問起生機互動時，他說他知道的並不多。

不過，如果比較這三個人的生活歷練，對於他們後來會各自得出封閉式循環的健康農業模型，就不會覺得奇怪，因為他們各自生命中都有大塊時間花在觀察傳統農夫。施泰納的一生絕大部分在奧地利鄉間渡過，亞伯爵士在印度和中國體驗啟發了他，貝里則在肯塔基丘陵地向當地老農學習。不論三人身置何處，他們觀察的農人都仰賴自然法則，而非遵循科技手冊來務農。每一地的農夫都接觸不到殺蟲劑、除草劑、化學肥料，因此所作所為很合邏輯：回收肥力，歸還土壤。這樣的耕作方式能夠代代沿襲而不絕，是因為它能保住土地、牲畜以及人類的健康。

輕柔的微風，夾著一絲熟透的草莓香，無預警地在黑暗中找到了我。氣味把我帶到走廊之外的土地，那裡的泥土是活生生的、微微顫動的良好耕層。

我決定聽艾瑞克的，明天去找母牛。

生機互動農田中的微生物活化土壤

第二天早上，我跟在伊恩身後。伊恩是農場助理，負責把牛隻移到當天新草場的圍欄裡。我們把籬樁打進即將通電的下一圈欄線時，我注意到牛群開始哞叫，為了願望快要實現而興奮地直打哆嗦。我們捲起隔開舊草跟新草的鐵絲，牛斯文有禮地慢跑進入新欄。畢竟，何必著急？有整天的時間可以日光浴，可以嚼一口草，再嚼一口。

從我到金禧的第一天起，我就明白這裡的牛是用來為田地增肥的。但是，經過一晚的苦讀，它在農場的生機互動循環裡扮演的角色，我現在看得更清楚。

母牛每一次吞嚥，都將綠草、唾液、細菌及更多生命體的充分混合物，從田裡送到瘤胃，後者可說是個大酒廠，物質在裡面進一步分解，既靠腸道的大力攪拌，也靠數以億計的腸胃細菌（也就是微生物相）勤奮工作。牛體內的微生物之多，其DNA數量是體細胞DNA的一百倍。人體內也是如此。微生物接受牛的腸壁黏液細胞的指示，對植物原料進行加工，變為細菌和寄主都能利用的形式。

微生物包裝或合成不可或缺的維生素、抗氧化物、澱粉、蛋白質，以最適合牛的理想形式出現，並且生產一系列可保護腸壁（與身體其他部位）的蛋白質和糖類，避免感染或過敏，此外還能合成各種酶，襄助代謝。微生物得到的回報是消化後的植物原料，以及牛的腸細胞釋放出來的碳水化合物。簡言之，牛肚子裡進行的一切，就是菌落與寄主的共生關係的絕佳範例。

經過不停的攪拌、吸收，原來的那一口青草以兩種形式掉落地上。第一，一縷牛尿，裡面充滿抗氧化物與類似抗生素的物質，研究者正在開發其中的藥物潛力；第二，一餅牛糞，內含豐富的礦物質。土壤中的微生物相，加上蠕蟲、小型哺乳類（農夫把它們合稱為「土壤生物」），一起消耗、分解這些尿與糞，形成肥沃的表土，也就是腐植土。

當土壤微生物相在一莖新草的根系周圍達成互諧，生機互動的循環便告完成。艾瑞克放牛的草場最後會變成菜圃，所以也要在花椰菜苗、甜菜苗、菠菜苗的根系周圍達成互諧。

如此形成的是一個烏托邦式的聚落，叫做根際層；根際層的微生物相，會吃逐漸成長的植物所生產的物質，不過一如牛胃裡的生物相，它們也會生產成千上萬的酶、抗氧化物作為報答：滋養植物，提升植物的免疫力，抵禦植物的害蟲，拒斥對植物不友善的雜草。（關於這些免疫提升物與天然殺蟲劑，接下來幾章會談得更多。）

微生物相也會和植物的根溝通，提供劑量最恰當、成分最理想的「螯合」微營養素。螯合（chelation）的字源是希臘文的螯，意指無機礦物質，如鋅、鐵，被一個較大的含碳分子包在中央。

礦物質透過這種形式，以安全的劑量運送到植物體內，既不會引起毒性反應或維生素吸收不全，也不會「鎖住」其他營養素。螯合在土壤內部自然發生，卻很難在實驗室或工廠裡有效複製。[4]

4　農用及人類服用的礦物質，多數與人工合成的介質螯合，雖然有些製造商宣稱螯合過程「完全模仿自然」，但是無從證實。

這一切解釋了艾瑞克為什麼會放棄「檢驗與置換」，而代之以牛、真菌、細菌和線蟲。他發現，添加再多的化學品、補充再多的礦物質，都不可能完全重現老練的根際層裡天然發生的一切。他最好別碰土壤，就讓微生物相去驅動金禧的生命力。[5]然後，只要農場居民（牛、雞，還有人）繼續取食於這塊土地，繼續把排泄物還給這塊土地，整個系統就會像根際層一樣運轉如常。

亞伯爵士、施泰納及啟發他們的世世代代傳統農民，都憑直覺明白了其中的道理；不過現在艾瑞克有田野研究能夠支持他們。瑞士的研究者在歷時二十一年的實驗裡顯示，生機互動農田的土壤微生物總質量、可攝取營養素，都高於附近採用合成肥料、外來礦物質的一般農田。

生機互動農田所需肥料與石油衍生的能源，跟產量相同的一般農田相較，要少百分之二十到五十。最令人驚訝的是，跟得到有機認證（但沒有採用生機互動農法）的附近農田相比，生機互動農田的土壤更健康，堆肥的營養更豐富。美國、義大利、紐西蘭的研究也

5 跟很多生態農夫一樣，艾瑞克採行不翻土（或稱免耕）的做法，不用任何會把地面翻起的器械，以免破壞地表下的生命。

得到相同的結論。[6]

選擇對的食物，加入生態循環的行列中

我站在田裡，看著健壯的牛，突然有個靈感，我的病人艾莉難以言詮的維生素缺乏、耗盡、脹氣、過敏，說不定都跟腸胃和菌落的紊亂有關。我想知道自己此刻學到的生態循環這一課，要怎麼應用到她身上。

艾莉絕非金禧或任何農場的生態循環體系的一分子。事實上，她吃的營養補充品或能量棒裡面的任何成分，若要追溯其發源地都會很困難。絕大多數成分可能來自某個大型的玉米田或黃豆田，也許在中西部，也許在巴西（沒錯，玉米跟黃豆藏身於種種食物中，比例高得驚人，甚至是許多非處方維生素的重要組成）。在美國以一般方式栽培的玉米、黃豆，絕大多數都會接觸到劑量不低的殺蟲劑、除草劑，這些藥劑令地下纖弱的微生物難以

6 雖然若干報告顯示，生機互動體系中長成的作物，營養價值高於傳統栽培的作物，但若想理解生機互動體系在植物品質上可能產生的效益，或對於與體系相連的人類健康有何影響，尚待更多研究。

招架。

若是基因改造的玉米、黃豆，本身還會生產殺蟲劑、除草劑。艾莉一般吃的沙拉和湯，材料是在沃爾瑪買的有機菠菜、胡蘿蔔、雞肉，這些食材不太可能把她連上一個健康的農場循環體系。大型連鎖商供應的有機產品，幾無例外都出自企業化規模的農場，大家只求達到符合認證資格的最低標準（請參見64頁）。與其保持一個平衡的生態循環，大農採取的是「檢驗與置換」法；與其間植、輪替不同作物，大農年復一年種植成畝的單一水果或蔬菜，耗盡土地的營養倉庫；與其採用不翻土的農法，大農寧可深耕田地，把大量肥沃的表土送進集水區，對下一季作物毫無益處。簡言之，出產艾莉所吃食物的土壤，要跟金禧的土壤看起來一樣，是不太可能的。

那麼，假使艾莉改變她吃的東西，加入農場的生態循環，會怎麼樣呢？她會不會得到牛、作物、土壤等等艾瑞克這座農場成員所獲的益處？她的腸子會發生什麼事？對她的整體健康有什麼影響？造訪金禧之後的幾個星期裡，我決定弄個清楚。

腸道微生物v.s.環境微生物

諸多科學領域中，在兩個研究領域交界的無人地帶，最為寂寞。龐大的資料與種種假說紛紛後退，研究者倏忽進入了資訊的荒原。我發現自己恰好身處這個夾縫，因為我試圖理解，要是艾莉成為像金禧這樣的農場生態循環的一分子，她在微觀和宏觀上會出現什麼變化。

關於土壤生態系或是人類生態系的資訊多得很，但是要談這兩個系統如何互相溝通，線索就少得很。爬梳期刊、會議論文集給我的感覺幾乎是，農業研究者跟人體健康研究者似乎住在兩個不同的星球。是的，他們經常使用一模一樣的語言，像是「微生物相」、「微生物基因組」（微生物相的基因集合）之類的術語。許多他們描述的化學物質、養分、細菌種類完全一樣。他們甚至在同樣的期刊上刊登論文，參加同樣的會議發表研究。然而，能幫我弄清楚人類跟農場的生態體系互容的研究在哪裡？

購買有機「認證」食品時

◆你可以得到以下保證——

1 生產的農地在收成前三年內，沒有施用合成肥料。

2 作物沒有經過輻射殺菌，種子沒有經過基因改造，沒有用下水道汙水沉澱物作為肥料。

3 有機肉品的禽畜，沒有施打荷爾蒙或餵食抗生素。

◆你無法得到以下保證——

1 食物於本地農場鮮採。

2 農場的肥力自給自足，不引進外來礦物質、肥料或「天然」殺蟲劑。

3 農場回收水與其他廢棄物。

4 禽畜養在戶外草場。

5 農場採用不用犁或不翻土的土壤治理方法。

6 農場遵守公平雇用原則，保障員工安全。

7 標示為「有機」的製成食品（如麥片、餅乾）所含熱量、防腐劑比傳統食品低，或者營養比較高。

（以上根據一九九〇年美國有機食品生產法）

終於，經過無數的電郵詢問和網路搜尋，我遇到了賈斯丁．索能柏（Justin Sonnenburg）。賈斯丁可以算是某種農夫，不過是跟艾瑞克、溫蒂很不同的一類。他工作時，穿的是筆挺的藍色粗紡襯衫、有熨痕的卡其褲，修剪整齊的指甲縫裡沒有泥土。

他的「農場」擁有高度無菌的環境，坐落在史丹佛大學較新的研究大樓內，一共兩間簇亮的房間，擺滿太空時代的充氣式塑膠隔間。賈斯丁跟妻子兼同事艾芮卡就在隔間裡培育、研究一種無菌小鼠——腸內沒有細菌的老鼠。對他們夫婦倆來說，這種無菌狀態提供完美的機會，測試從一個生態系移植微生物進入另一個生態系的一切後果。

索能柏夫婦屬於一批出身於聖路易華盛頓大學的年輕科學家，他們的教頭是腸胃生態大師傑弗瑞．高登（Jeffrey Gordon）。他倆二〇〇三年開始在高登的實驗室做研究時，大家還不知道腸子裡數以億計的細菌跟身體健康的關連，但是接下來的五年，這個領域出現爆發性的成長。今天我們明白從新陳代謝至免疫反應的種種調節中，腸菌都扮演要角，大部分功勞要歸於高登及其團隊。

「就好像是發現了一個全新的器官。」我們第一通電話裡，賈斯丁告訴我。從他的角度出發，揭開腸內微生物相的謎團，提供的治療潛力將不下於解碼人類基因組。

「其實，潛力甚至更大，」他又說。「基因治療在人類基因組上實現起來非常難，而微生物基因組更有可塑性，或更具彈性。改變微生物相只要一天的時間，就像我們身體裡的一個調節閥一樣。」

我請他舉例說明這種可塑性的時候，他分享了同事用無菌小鼠做的一個實驗。他們把胖小鼠的腸內細菌移植到瘦小鼠的腸子裡，儘管每天攝取的飼料沒有改變，幾天之內，瘦小鼠像氣球一樣胖了起來。不知怎麼，新細菌發揮了調節閥的作用，改變了小鼠的新陳代謝。

就算是講電話，也很容易聽出賈斯丁對這個怪實驗，及對自己身為這個特殊科學團隊的一分子都十分興奮。他們對不尋常的、有點脫軌、不合乎軌則的問題，抱著開放的心態，真心感到興趣。他似乎是討論艾莉情況的最佳人選，我決定去帕洛阿圖拜訪他。

我走進賈斯丁擺設不多的辦公室，注意到的第一件事是他電腦螢幕的閒置畫面。一開始，我以為是乾涸小溪裡石頭的照片特寫，仔細一看，才明白是電子顯微鏡拍的人類腸子的一景。我以為的卵石其實是大腸細胞，而苔蘚則是黏乎乎的黏液多醣鏈，後者是腸壁跟寄居的菌落合作生產的保護層，裡面混有蛋白質與碳水化合物。

我告訴賈斯丁關於金禧農場和艾莉的故事，包括艾莉的維生素缺乏等症狀。

我問他，類似金禧農場的生態體系對她的腸胃消化道跟身體健康會產生什麼影響？

「這可是切入了這個領域正在探討的、最重要的一些問題的核心！」賈斯丁毫不遲疑地回答。他解釋，過去我們認為人體是封閉系統，腸內細菌的演化獨一無二，是專門用來適應我們，跟外在環境沒有多少關係。當然，細菌會短暫通過消化道，例如食物中毒或是出現感染的時候，但是大體而言，我們長期以來都認為這兩個空間相互隔絕，環境裡的微生物對健康沒有長期影響。

「但是現在用一種宏基因組學（metagenomics）的技術，可以排序整個微生物相，我們終於有辦法開始解謎。」他告訴我，法國的同事最近發現，完全相同的DNA不但出現在定居海洋的細菌裡，也出現在日本人的微生物基因組之中。

顯然是因為在海草上繁衍的海生細菌搭了便車，藉著壽司或含有海草的其他餐點進入人的腸道，把它們能夠消化海草的DNA轉手留給住在人體內的微生物。最終，讓許多日本人，可能包括其他吃海草的民族，比我們其他人更能從海苔中獲得營養。

「這個發現可能只是冰山的一角，」賈斯丁解釋。「我的猜想是，要不了多久我們就會發現，土壤跟海洋的微生物都在人體健康上扮演重大的角色。微生物會替我們辨我們自己的DNA辨不到的事情。」簡言之，他似乎認為這個DNA丟手帕的遊戲，在每個人身上都不斷地進行。

接下來，他在電腦上點開一連串的檔案，告訴我一個突破性的研究，正可用來說明我們的微生物相（及身體狀況）跟自然界如何緊密相連。

兩種飲食的故事

螢幕上出現一群圓形茅草頂的土屋。賈斯丁解釋，做這個研究的義大利人，自討苦吃地去比較兩組健康兒童的糞便。一組兒童住在非洲布吉納法索的偏遠鄉村布爾朋（Boulpon），另一組住在研究者所在城市佛羅倫斯。

儘管兩組兒童經過檢查，身體被認定都很「健康」，不過，這個說法在布爾朋兒童身上代表的是真正的韌性，因為他們住在尚未工業化的地區，痢疾與其他感染很常見。

而兩組孩子的飲食差異之大更別提了。布爾朋的經濟屬於自給式的農業，所有食物都在當地耕種、採收，由村裡的婦女自製而成，完全是自我循環，毫無系統外的輸入。研究主持者猜測，當地人的食物包括：幾無加工的豌豆、豆類、小米、蔬菜、香料，偶爾一隻放山雞、雨季時的白蟻，跟一萬年前非洲第一批農耕人口吃的完全相同。相反地，佛羅倫斯兒童的飲食含有豐富的肉類、精製碳水化合物，跟標準的美國飲食相去無幾。這點，可在義大利兒童的超重比例不輸美國上得到證實。

研究者比較兩組兒童糞便裡面的細菌DNA時，發現他們的體內環境就和飲食習慣、居住環境的差別一樣大。布爾朋兒童比義大利兒童有更多擬桿菌門、放線菌門的細菌，而且整體而言他們的菌種更多元，有些在西方人腸道中十分罕見。

擬桿菌和放線菌兩門擁有序列長而特化高的DNA，具有從低熱量、富多醣類的食物（如未加工的水果、蔬菜、穀類）提取養分的高本領。科學家目前剛開始理解這幾類菌門的特性，不過賈斯丁提到，它們似乎在害菌、癌細胞、過敏原的去活化方面扮演某種角色。這些菌種還會生產修復腸壁、去除毒素的物質。最後這點保護功能或許可以解釋何以布爾朋兒童身體健康，不會拉肚子，儘管生活環境裡有不少害人的小病菌。

佛羅倫斯兒童的糞便採樣則相反，裡面有更多厚壁菌門、變形菌門的成員。它們可說是荷馬・辛普森[7]細菌。當精製麵粉、乳類、肉食是主要飲食內容時，腸道裡出現的脂肪跟糖的副產品會使這兩類菌種繁衍昌盛。它們擅長賈斯丁所說的「能量收割」：將熱量打包，轉移到脊椎動物宿主的小腹，不論是牛、是雞，還是人，一視同仁。

你可以想像，在熱量缺乏的時候這是個優點，可是當高卡路里食品隨時可得的時候，就成了缺點。厚壁菌、變形菌還有個傾向，它們相當頑強，特別能忍耐抗生素、殺蟲劑、食品防腐劑。因此，這些細菌非常容易引起發炎，甚至會在宿主身上誘發過度的免疫反應。

假如你了解這兩門細菌包含了沙門氏菌、志賀氏桿菌、克雷白氏桿菌、李斯特菌、梭菌這幾個屬，還包括了大腸桿菌，它們全都可能當上食物中毒大新聞裡的罪魁禍首，也就不奇怪了。

賈斯丁向我解釋這幾門細菌的同時，提醒我他在電話裡描述過的無菌小鼠實驗，當時我還沒來拜訪他。毫不令人意外，會使瘦鼠增加體重的那些移植菌樣，厚壁菌跟變形菌占的比例較高。這些細菌在更新的研究裡也跟慢性健康問題掛上鉤，如糖尿病、發炎性腸道

7 電視卡通影集《辛普森家族》的父親角色，愛吃漢堡、熱狗、甜甜圈，以及垃圾零食、甜點、肉類、啤酒，從不節制。

疾病和癌症。

下一章將討論這類細菌為什麼不見得會引發症狀，還有在數量不多的情況下，反而對農場、對人都有正面作用。

「基本上，」賈斯丁說，「就算我們多數人的現代飲食類似佛羅倫斯的孩子，可是我們的基因組卻是針對布爾朋式飲食的優化成果——我們的合作對象是古老的微生物相。」

的確如此，以植物為主、當地栽培的布爾朋人食物，類似我們多數先人所吃的東西，而且除了極少例外，也近似世界各地至今尚存的傳統飲食。

如何增加腸道好菌？

這一切都很有道理。不斷攝取各種植物以及親植物性細菌的布爾朋農家兒童，提供的是一個所有人的腸道本該有的微生物快照。在那裡，DNA的需求得到滿足，慢性健康問題得到避免。

布爾朋兒童也給了我一個線索，假使艾莉加入一個生態農場循環，地點在布吉納法索、義大利、美國都可以，那麼她體內那個由頑強、抗農藥、親糖、親肉的菌種所稱霸的腸道細菌王國，主導權將轉交給更複雜、多元的一組物種。

好消息是，這種轉變可能相當快。賈斯丁告訴我，他做的小鼠實驗顯示，相當於一份麥當勞快樂兒童餐的進食量，就能引起腸道菌落的負面變化，但是這種變化可以逆轉，只要恢復布爾朋式的飲食即可。（當然，他餵給小鼠的食物不能完全代表布爾朋飲食，因為小鼠並不是人。）

我想到金禧的土壤，活力那麼充沛，只要幾天的時間就能消化牛糞，我很好奇，農場的細菌（或是細菌的DNA）如果搭上便車，藉著一小球花椰菜或一葉荷蘭芹進入艾莉身體，還能發揮哪些益處。能不能去掉有害細菌或過敏原的活性？能不能修復腸壁？能不能去除毒性？還有，能不能重新訓練她的代謝功能？

賈斯丁幫了我很多忙，任我提假設性的問題。要是艾莉成為生機互動農業社區的一分子，她的「耕層」會怎麼改變？可是艾莉住的地方離任何農場都有一段距離，鼓勵她搬到一家農場上去住也不實際。因此我問賈斯丁，對於怎麼協助艾莉改變微生物相、改善健康，他有沒有其他建議。

「我覺得最佳方案，」他繼續說，「是做一個簡單可靠的檢查，判定體內現有微生物狀態，然後給予適當的益生質或益生菌。」益生質（prebiotics）是用來培育腸內細菌的物質，而益生菌（probiotics）則是含有活菌的製劑。

「不過，你已經知道，要考慮的變數非常多，未知的因素也非常多……」他的聲音越來越低。

經過這些時間，聽了賈斯丁告訴我的一切，我立刻懂了。誰敢說什麼才是「正確」的益生菌配方？超級市場、藥局、保健品店擺滿了這類丸劑，信誓旦旦能繁衍有益健康的細菌，恢復我們腸道的平衡。它們的配方有什麼根據？是研究？還是直覺？每當研究者鑑別了新的菌種群落，例如布爾朋人的 Xylanibacter，這類藥丸該有的成分是不是就要重新調整？

至於評估腸道群落的糞便檢定，要拿什麼當做「健康菌相」的黃金標準，作為對照不同人口的參考值？是佛羅倫斯的健康兒童採樣？布爾朋的？還是其他地方的？最後一點，糞便採樣就是大腸內部微生物生命的最佳寫照嗎？還是需要更具侵入性的檢測（比方以大腸鏡採樣），才能得到反映真實情況的數值？

「我們才剛起步去弄清楚，」賈斯丁承認。「或許一些不常見的微生物所占比例還不到消化道生菌總數的百分之一，卻發揮了超乎比例的作用。」

我出了賈斯丁的實驗室，漫步走回停車場，穿過研究大樓周圍精心修剪的草地、灌木。園丁正在草上噴灑某種東西。有一會兒，我不禁胡思亂想起來，生存在飽嘗藥物的園藝造景中的微生物，想必種類稀少而且一致性極高。

最終，生物醫學研究也許可以釐清複雜的情況，找到完美檢驗和藥物，使艾莉體內菌落重新平衡，恢復整體健康。可是目前最有希望的方法，卻是艾瑞克及他那夥農夫實行的那一套，以生態循環把健康帶給農場動物、土壤、社區。

到底像艾莉這樣的人，究竟要怎麼變成循環的一分子呢？

進入農場循環

我想到了羅曼奈里，那位有顆農夫心的木工。他整天待在木工坊，卻覺得自己身心都跟金禧相連。他一週做半天的分工，而且吃的東西多半來自農場土地，社交圈多半是農場上認識的人。在實習期間跟我交談的其他分工，多數人都跟他一樣。

我記起不久前跟名廚愛麗絲・華特斯的談話。她告訴我，她覺得她的餐廳潘尼思小館跟農場的循環相連，因為每週 Green String Farms 都把成箱的新鮮菜蔬送到她在柏克萊的餐廳，然後收走一個星期的廚餘，加入農場的堆肥。

亞伯爵士和施泰納的書都寫到羅曼奈里、華特斯這樣的人，後者住在更廣的農場社圈之中，一樣可從跟土地的連繫得到健康效益。

更有意思的是，一群歐洲研究者（將出現在下一章）最近蒐集的數據支持這個想法：就讀於施泰納學校的郊區兒童，較少感冒、氣喘、過敏。這些學校往往就在生機互動農場上，或離得不遠，而且多數都供應以農場食材烹煮的午餐和點心。

我再見到艾莉時，我分享了自己在金禧和史丹佛學到的東西。既然其他辦法都沒用，我問她要不要考慮加入一個農場循環。一開始，她愣愣地看著我，似乎覺得這個想法太渺茫了。可是令我驚訝的是，她說願意試試，不過就一點，她只能在市區範圍內實行。她不是那種可以丟下蘋果手機、拿起呼拉鋤的人。我們一起擬定了下面的計畫。

完美耕層五步驟

第一步：投資農場鮮採食材——

沒錯，這是筆不小的投資。不過艾莉很快就發現，她花在冷凍食品、餐廳外帶、能量棒、保健品上的錢也一樣多。她覺得，每週上一趟農夫市場要花太多時間精力去規畫（而且，她認為那種老饕之風太做作了）。

因此，她開始去一家當地市場購買食品。那家市場直接從農場進貨，沒有中間商。她也跟一項ＣＳＡ（社區支持農業）計畫簽約，每週會有一箱農場鮮採蔬菜送到她住處附近的指定地點，由她取貨。

在金禧的那段時間讓我明白，要成為農場循環的一分子，唯一的方式就是食用以永續栽培、生態循環模式培養的食物；也讓我明白，食品標籤上的有機字樣不見得給予這種保證。

事實上，當研究者檢討有機農作對於土壤品質與食物營養的影響時，他們發現兩者得分並不高於傳統農作。而永續或生機互動農法則不同，看起來總是獲得較高的成績。

為了要艾莉更清楚她的食物來自哪裡，我鼓勵她去認識為她生產的農夫，上網閱讀那些農場所採行的耕作方法。如果你想知道自家附近的永續農場、ＣＳＡ、市場，請參考www.localhaverst.org。[8]

8 譯註：中文讀者可參考 http://www.pcd.org.hk/csa/gb/index.html。

艾莉可以問農夫以下的問題：動物在你的農場上扮演什麼角色？你是從外引進礦物質、肥料，還是回收農場的肥力？貝里相信，一個最好的問題是，問農夫本人是否住在農地上。可想而知，當農夫在農地上養兒育女，確實扎根於土地，那麼對於田地的照顧一定更加用心。（企業化農場的主人絕大多數是商人，他們很少去田裡。）

我也建議艾莉花點時間去拜訪她的CSA農場，因為農場每季會開放一天讓會員參觀。誰知道呢，說不定她會在那兒交上一兩個朋友。

第二步：為生物多樣性而吃——

布爾朋的故事讓艾莉印象深刻，她決定著手拯救自己體內愛好蔬菜的微生物相。她明白多樣的飲食就代表多樣的微生物相，所以放棄了能量棒，改吃多種原始穀類，包括小米、高粱、蕎麥、硬粒小麥、斯佩耳特小麥、玉米及全粒麥。她也開始把農場當季生產的香草、水果、蔬菜當作餐桌上的主角。

下面是她最喜歡的一些農場食材：洋蔥、韭蔥、蒜、羅勒、荷蘭芹、百里香、洋薑（或稱菊芋）、蜂蜜、山羊奶、羽衣甘藍、蒲公英葉、菠菜、花椰菜、抱子甘藍、馬齒莧、南瓜類、蘆筍、胡蘿蔔、番茄、藍莓、奇異果、哈密瓜、櫻桃、李子、杏子、蘋果、橙子。

突然間，她的膳食變得不那麼單調，會隨著時序而變化。

有些艾莉曾被告知要避免吃的東西（會「脹氣」的食物），包括抱子甘藍、花椰菜、蘆筍、韭蔥、豌豆，結果卻是最好的益生質，也就是有益健康的擬桿菌門和放線菌門所偏好的食物。同樣的一批蔬菜並能提供豐富的抗氧化物、維生素，而且其形式比營養補充品更加安全、更易吸收。當艾莉開始食用這些東西，她的確注意到排氣多了一些，可是如果避免一次吃太多，那麼消化起來也就不難。

她還放棄了慣行養殖的禽畜肉品，改而購買以永續農法飼養的肉類。有研究顯示，後者的營養成分較佳，所含抗生素、荷爾蒙較少。

第三步：吃泥吃蟲

好吧，不是真的吃……可是我勸艾莉別那麼用力地清洗那些農場鮮採食材。

我要她放心，健康的土壤培育出的食物，帶點泥土進入人體系統是不會有事的，搞不好益菌跟礦物質還會被夾帶進來呢！我並不是說，在美國或其他工業化國家不需要擔心食物可能攜帶的疾病。

其實，每一年每六個美國人中就有一人，因為食物汙染而致病，造成幾十億元的醫療支出。不過平均而言，每年不到三千人死於這類感染。假使你爬梳疾病管制局關於大腸桿菌、志賀氏桿菌、沙門氏菌，以及李斯特菌、肉毒桿菌的致命疫情資料（我可是做了），你就明白，出問題的食物超過百分之九十五是大型製造商所生產、加工、包裝的食品。當然，加工食品的疫情最廣泛，因為全國性廠牌仍然占據美國飲食大餅的最大一塊。

不過，即使以一次食用量為單位來看，工業化生產食品的感染風險仍然遠高於其他食品，以至於在二〇〇六年大腸桿菌汙染菠菜引起大眾恐慌的事件中，食品藥物管理局負責食物安全的主管艾契森醫師提出忠告，要國人吃本地蔬菜以免染病。他告訴《紐約時報》：「這點很清楚，假如你認識農夫，知道他的農場，風險就會顯著降低。」

按類似的邏輯，我勸艾莉吃胡蘿蔔、包心菜、抱子甘藍、朝鮮薊、蘋果等等的果皮和老葉，儘管被蟲咬過，又堅韌，又被太陽曬得變色。這些正是蔬果營養成分最集中的部分，最適合餵養腸道裡的擬桿菌和放線菌兩門好菌。

我也對艾莉提到，服用益生菌或是其他製劑式的菌種，雖然可能減輕腹痛等消化症狀，可是逐漸有新數據顯示，某些菌落補充品幾乎沒有效益，有時反而會轉移抗藥性基因給腸道的其他微生物。倒是發酵食品可作為極佳的替代品，因為所含微生物往往更具多樣性，更符合健康需求。

正如賈斯丁所說明的，我們的祖先幾千年來沒有防腐劑，沒有消毒殺菌的方法，也沒有冰箱，因而演化出容忍腐敗食品裡細菌的能力，說不定還從它們身上攫取了健康效益。現代人日常碰上腐菌的機會絕少，甚至幾近於零；在提供類似早期人類飲食裡的細菌、酵母菌組合方面，控制下發酵的食品可說最接近原始了。

尤其令我印象深刻的是非乳類發酵食品，因為裡面有更多擬桿菌門、放線菌門的細菌。這些食品包括酸黃瓜、韓國泡菜、木桶陳釀醋，以及味噌和印尼發酵黃豆餅「天見」。

第四步：別誤殺好菌——

艾莉也漸漸明白，她的食物中所含的防腐劑、化學添加物，還有高劑量的營養補充品、制酸劑，可能都在消滅有益的細菌種類。過去她還服用了好幾輪的類固醇和抗生素，我們已經知道這兩類藥品所養成的腸道有益菌落比較少。史丹佛大學的瑞爾曼（David Relman）做了若干研究顯示，反覆使用抗生素可能導致某些人的腸道生態永久改觀。

當然，有時候服藥是必須的。不過艾莉現在明白，一些醫生當初開那些強力藥物給她

（尤其要她長期服用），是大意了一點。

第五步：愛上農場——

金禧的緊密社群讓我有點嫉妒。沒錯，是有吵嘴的時候，但是我沒有待過任何其他一個地方，比金禧更讓我覺得溫暖、覺得彼此相連。

我跟艾莉一起腦力激盪，設法在她的生活中找一個這樣的社群。她研究了一下當地公園及社區菜園的義工機會，最後決定每週花兩個小時去當地一所小學的菜園。我最後一次看她，我們大部分時間都在談她多麼喜歡這個新社群裡的學生、老師及義工。

幾個月以後，我自己花了點時間在紐約布朗克斯區種菜，因而明白了為什麼農作不但能夠建立一個社群，並能對抗憂鬱。原因可能為：

- 園藝增加人際互連的機會，提高自我生命的意義感。
- 園藝是很好的運動形式，因為要負重、深蹲、練習核心肌群，還要走不少路。體力活動是有力的抗憂鬱方法。
- 我們跟植物一樣，花時間在陽光下會使我們活得更好。在戶外從事園藝能提高體內維生素D的水準，而維生素D是荷爾蒙前驅物，在製造抗憂鬱的神經傳導物質時不可或缺。

我知道有些皮膚科醫師和皮膚產品廠商把「陽光」變成了髒字眼，可是要記住，多數皮膚癌的致病原因是曬傷或是長期曝曬（也有些可能跟陽光毫無關係）。既然艾莉花時間待在戶外，她總是戴著帽子，但她特意保留十五分鐘曬曬臂膀跟腿（只要天氣許可），然後穿起長袖長褲，就跟農夫一樣。

垃圾食物的逆襲

我在金禧的最後一天，艾瑞克請我跟農場所有員工到當地披薩店用餐。我們共享一大壺汽水、夏威夷披薩（鳳梨塊、火腿片、油閃閃的大量白乳酪，全放在一塊鬆軟的餅皮上）等等。我吃的時候沒多想，可是我的肚子顯然有所感知。我們開車回農場的時候，我突然覺得肚臍眼上方遭人重擊一記快拳。

我恍然大悟，之前兩個星期，我吃的幾乎全來自農場，而此餐代表的是驟然脫離農場循環的一趟出遊。（難怪我腸子裡處理脂肪和糖的那些厚壁菌都在歡呼跳躍，大肆慶祝。）

那天下午，我再次向艾瑞克道謝他請吃午餐，我開玩笑說，知道要離開農場已經造成我肚子痛。他笑了。他不假思索地伸手抓起一把土，泥土篩落指間。「是啊，這個地方好得很。我也很不想離開。」這時我注意到，他身上穿的是他偏愛的一件T恤，大字印著一句口號：人生總有堆肥。[9]

後記

那段金禧時光之後大約四個月，我打電話給艾瑞克問好，又問了他一些問題，並告訴他，我打算寫他走過的檢驗與置換之路，還有後來成為生機互動農法信徒的轉變。

「你知道，」他說，「我其實正在想，今年再來檢驗一次。並不是我認為土壤有什麼問題，我覺得土壤非常好。而是因為我想向自己證明，這套生機互動系統很有效。」我完全了解他的意思。

9 Compost happens 是俗語 Shit happens 的諧仿。後者意為：人生總有狗屁倒灶的事。

兩個星期後，我再次在診所裡見到艾莉。她幾乎完全停用一切藥物，只剩一種低劑量的抗憂鬱藥還在吃。幾年來她頭一次有健康的感覺。她說，她喜歡自己是農場生態循環的一分子。

我為她高興，但是很自然地，我忍不住想知道，整個實驗中到底是哪一部分真正奏效？是微生物？是食物中的養分？她在農作中結識的新朋友？新的生命意義感？體力勞動？陽光？喪父之痛漸輕？還是因為她丟開了所有的藥瓶？或許以上皆是，外加我沒想到的原因？畢竟，每一個因素都在艾莉生命的複雜網絡中扮演了一角。

我記起跟艾瑞克最近的交談，於是向艾莉提議，或許她也可以做個追蹤檢查。不是從前那種密集檢查，只要測量普通的營養素，她以前缺乏的那些，例如維生素B_{12}、D、鐵。起先艾莉很猶豫，她覺得目前狀況很好，不想自找麻煩。但是沒過多久，顯然好奇占了上風，因為她打電話來跟我要檢驗單。幾天後，我們在她那包鼓鼓的牛皮紙檔案裡加進最後一頁。

這回讀數一切正常，我並不驚訝。

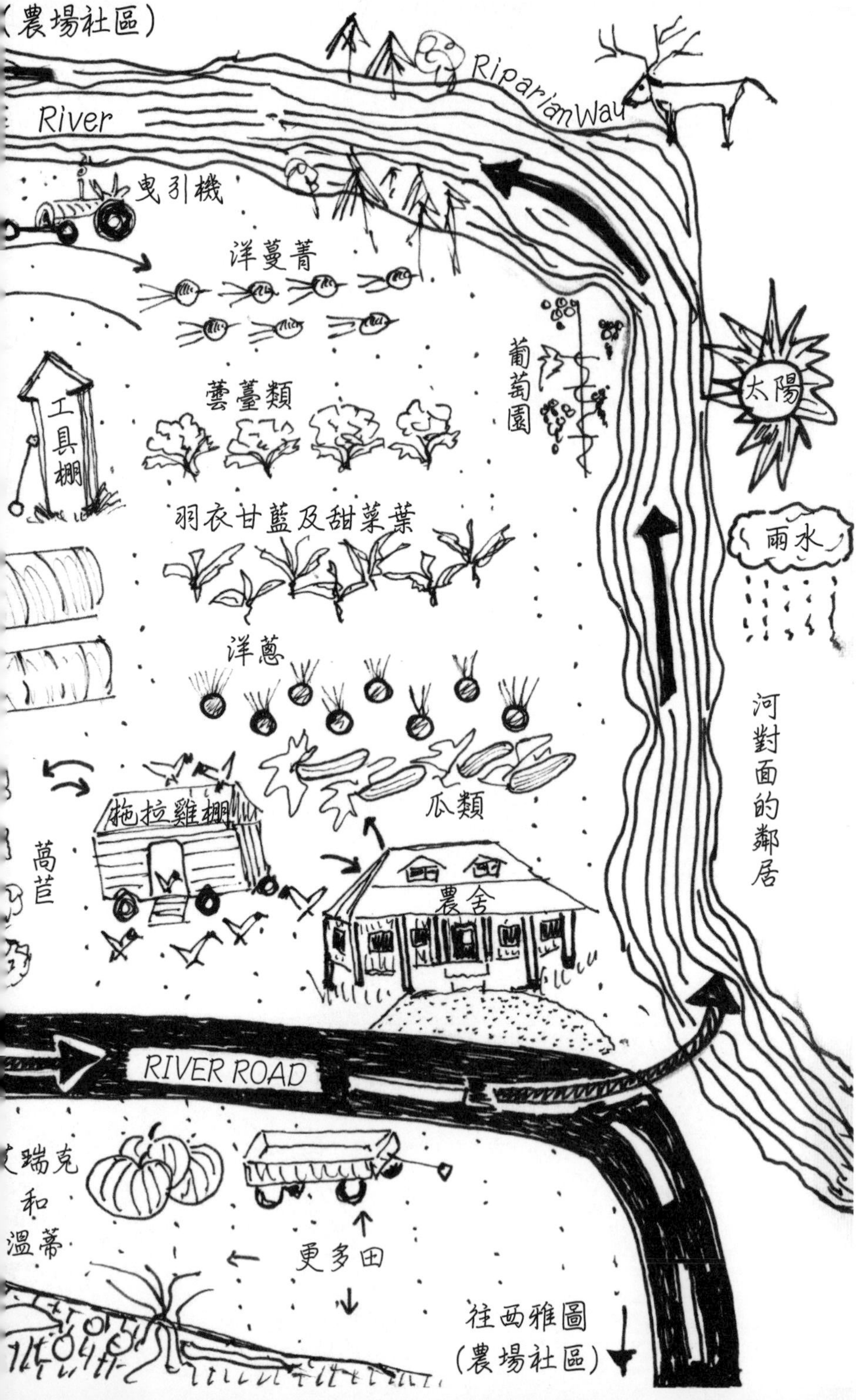

(農場社區)
River
Riparian Way
曳引機
洋蔓菁
葡萄園
太陽
蕓薹類
工具棚
羽衣甘藍及甜菜葉
雨水
洋蔥
河對面的鄰居
瓜類
拖拉雞棚
萵苣
農舍
RIVER ROAD
瑞克和溫蒂
更多田
往西雅圖
(農場社區)

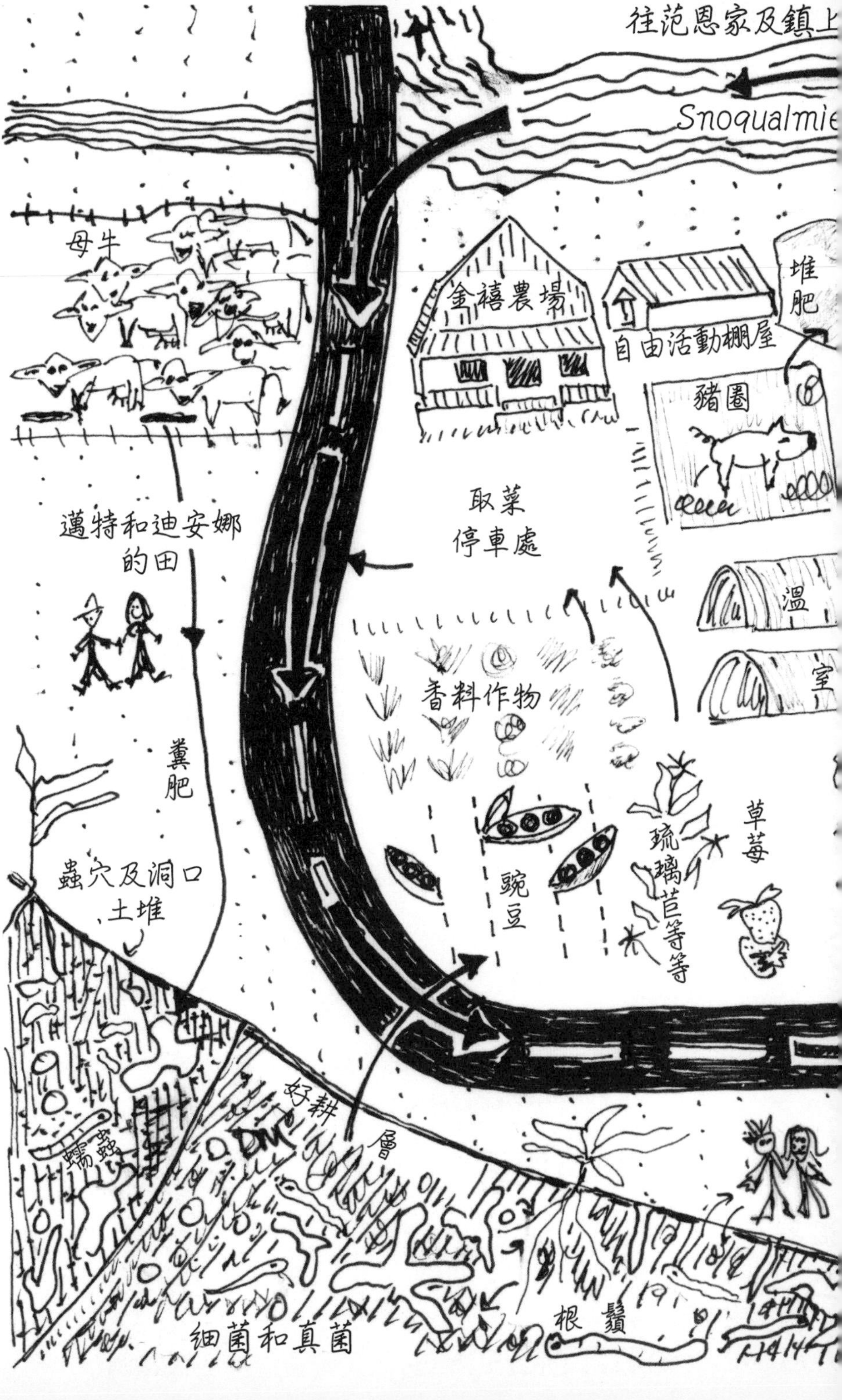
往范恩家及鎮上
Snoqualmie
母牛
金禧農場
自由活動棚屋
堆肥
豬圈
取菜
停車處
邁特和迪安娜
的田
溫
室
香料作物
糞肥
草莓
琉璃苣等等
豌豆
蟲穴及洞口
土堆
好耕
層
蠕蟲
細菌和真菌
根鬚

第二章

教養野牛風，孩子體質強

晃馬牧場

密蘇里州諾伍德鎮

藥物不但貴，還會造成抗藥性，
而且餵牛吃藥就相當於把農藥注入噴灑器，
直接向田地噴藥。
在寇迪的整體觀體系裡，
如果一個成員接受化學處理，
後果很快就會被所有成員察覺，
包括他的無償工人——珍貴的土壤生物。

見樹也要見林，西化時的個別改變跟整體改變都很重要；要考慮西化所帶來的全面變化，以及衛生改善後，氣喘發病的風險可能會提高。

——Brooks, Pearce and Douwes

〈The Hygiene Hypothesis in Allergy and Asthma: An Update〉

我在艾瑞克的書架上，看到一落過期的《美國英畝》（*Acres USA*）雜誌，這份月刊的標語是「生態農業之聲」。既然該刊物內容多傾向進步主義，可讀到一定比例的新世紀之風或是奧義玄解的文章，如「順磁性與植物生命力」之類的並不令我意外。

然而，寇迪．何慕斯從晃馬牧場（Rockin' H Ranch）寄來的定期稿件卻剛好相反，每一篇都洋溢著牛仔的冷面幽默，同時提供種種好用又踏實的忠告；若沒有在密蘇里繁殖牛隻的幾十年實戰經驗，不可能寫得出來。

「記住，如果你的牧場像高爾夫球場，那麼在綠油油的牧場上收取揮桿門票，可能比賣牛奶、賣牛肉賺的錢更多。」他在討論乳牛放牧的一篇文章裡寫道。文內大肆讚揚野草的營養價值，勸牧牛的同業別用除草劑。還有一文探討租用與買斷農地的優劣，他的意見是：「讓一批老牛替你付清自有牧場貸款，比起你每月進貢租金給鄰居去付他的購地貸款，會更划算。」

我太喜歡寇迪那些不打高空的論調了，所以從金禧回到家之後，決定去他的網站瀏覽。我發現，這個不講廢話的牛仔竟然喜歡自稱是「整體觀牧牛人」。

這下我真的好奇了。一個經常在部落格議論「那批加州自由主義分子」的人，是什麼原因促使他用這樣一個多情善感的稱號？我非常感興趣，不禁拿起電話打給他，問他為什麼選擇「整體觀」這個別號。

「你來自加州，我不是對你不敬，但是我知道那裡有不少好心腸但卻腦殼壞去的人，」他說，帶著輕微的密蘇里本土腔調。「你要知道，我一直是典型的牧牛人、牛仔競技比賽選手，我的一生，跟那種抱著大樹不放的人正好相反。對我來說，經濟向來掛帥。」

「好笑的是，我跟太太唐奈兒逐漸變成了牧牛人、老饕、抱樹人、愛蟲人，」他笑出聲來。「經濟還是掛帥，但是我們明白如果要省錢，就必須做個有整體觀的資源保護主義者。」

寇迪開始描述他們的轉變是怎麼發生的。他從小在酪農場長大，十七歲成立自己的小小肉牛養殖場，牛隻總共不到十頭，是他的四健會（4-H Club）[1]作業的產物。接下來的三十年，他的晃馬牧場不斷成長，一度擁有超過一千英畝的地、一千兩百頭的安格斯種肉牛。

但不管再怎麼努力工作，寇迪的支出（他稱之為「輸入品」）總是遠遠超過營收，光靠農場他無法養家。他跟鄰居都得去另外去找打工，像他是替別人的生意當會計，才能維持帳面平衡。

「當時我累得像條狗，花在荷爾蒙、預防針、驅蟲藥、授精費用、玉米飼料、氮肥、曳引機燃料的開銷越來越高，而牛肉的期貨價格二十年來都沒改變。」

同時他注意到，自己的土地（最有價值的一筆財產）正在慢慢流失地力。每一年都有更多的表土被沖刷到附近的河流，而地下水位也越降越低。

「不過，在這一切變得無法挽回之前，我的良心開始抵著我的頭。」我露出微笑，想像寇迪的良心像根巨型的驅牛棍，戳著他的耳朵。

「我們以前會把牛隻趕進狹槽[2]，注射促進生長的荷爾蒙Ralgro。一種給母牛，另一

1 譯註：公立學校鼓勵學生在鄉間農村結合實作與學習的全國性社團。
2 把牛夾入狹小空間的金屬裝置，便於替牛打針或進行其他處理。

種給公牛。多年來，我們都用同樣方法替牛隻打抗生素和生長荷爾蒙。但是我會為我的孩子保留一頭牛，完全不打針。」

然後大約十年前，寇迪遇到第二任妻子唐奈兒，兩人成為工作夥伴。跟金禧的溫蒂如出一轍，唐奈兒是這座牧場的革命催化劑。她和寇迪覺得夠了，為什麼這些牛可以給別人的孩子吃，卻不能給自己的孩子吃？因此，他們停止購買一般牧場絕大部分所使用的「輸入品」。

「我們一下就戒掉了，」寇迪說。「不再購買土壤改良添加物或牲畜飼料，也不再給牛施打任何針劑。」

差不多在同一時間，他受到法辛（Andre Voisin）和塞佛里（Allan Savory）的著作啟發。法辛是二十世紀初期的生化學家兼農夫，揭示了土壤的健康可以直接連結動物和人類的健康。塞佛里則是農夫、生物學家兼環保運動者，在實踐整體觀的土地經營方面，是位知名的先驅。

「我明白要真正成功，必須重新設計整個牧場的系統。那樣才能運用我手上的免費勞工——數以億計的細菌和其他土壤微生物。我的目標是，地下微生物的總重量要超過地上的牲畜總重量，而且要提供健康的土壤以及一年十二個月飼養動物的充足青草。」

我告訴寇迪，我在金禧待過，十分熟悉那些細菌及其益處。因此我問他，他的牧場實驗結果如何。

「相當不錯。」他回答。十年後的今天，他覺得真的開始回收成果了。他的土壤更健康，周圍溪流的水看起來也更清澈，他跟唐奈兒每年有不錯的務農收入。據他描述，整體的產量雖然減低，可是利潤卻提高。牛隻數目削減為七百頭，每磅肉卻能賺更多錢，因為有蟲子替他做免費工，不需要花錢買輸入品。而這一切都給予他更多閒暇，可以為正在掙扎的農夫提供諮詢，可以在臉書上開發一個社群，還有時間跟好奇的人（例如我）談話。不過，真正引起我注意的，是寇迪說到他的牛的時候。

「我的牛從來沒有這麼健康過。現在我的母牛沒有不育的問題，牛犢也沒有重大疾病。吃玉米飼料、在棚舍裡長大的牛隻常患的感染病或呼吸道疾病，完全絕跡。我的獸醫費用極低，而且沒有一隻牛犢死掉。」

「真的？」我說，聽起來有點懷疑。我還記得小時候在紐約上州，走在鄰居的田裡，只要一不當心就碰上腐爛的牛犢，屍體上蒼蠅紛飛、紅頭美洲鷲盤旋。

「零死亡！」寇迪強調。「大學裡的那批人說我們撒謊，所以我就拿自己的牧場當教學工具。我邀請你實地走訪來看看。」

因此，第二年春天，我應約而至。我想認識他，並且弄清楚是什麼使他的母牛和牛犢如此強韌。

採行野牛風格放牧，飼養出最健康的牛

順著六十號公路東行，往晃馬牧場開去，我愉悅地看著沿路起伏的青綠草場，上面點綴著安格斯牛。有點奇怪，這不像我本來想像的歐薩克斯高地（the Ozarks）。也許是那部黯淡荒涼的電影《冰封之心》（*Winter's Bone*）給了我錯誤的期望。電影場景設在密蘇里南部，描繪的景色是一群破碎的人、幾幢製造冰毒的傾頹房屋。這也可能是因為我問寇迪為什麼養牛而不種菜時得到的答案。

「你到過歐薩克斯高地嗎？」他禮貌地問我。「假如你見過我們那層薄薄的土，就會明白為什麼我們養得出好牛來，但是胡蘿蔔就甭提了。」

開過蘿拉．英格斯．懷德（Laura Ingalls Wilder）[3]老屋兼博物館的標示牌不久，我

3 作家，以西部開拓故事為背景的系列小說聞名。

看到寇迪家的出口，車子開始向北行，先走在一條鄉間窄路上，然後是夾著石子的土路，約莫一英里長。

當天色剛剛轉暗，我終於停在他那間不大的單層農舍前面。我穿過院子，一頭友善的牛犢在門廊階梯上歡迎我，似乎自以為是條狗。然後，唐奈兒打開前門。

「噢，別管她，」她說。「這隻小牛被媽媽嫌棄，所以現在我們用奶瓶餵她。」

唐奈兒剛結束傍晚的活，替十二頭澤西乳牛擠完奶，因為才沖洗過擠奶設備，她的雙手潮濕還帶著泡沫。她看來年輕、能力很強，身上有種東西令我想起八〇年代電影《都市牛仔》（*Urban Cowboy*）裡面的戴博拉溫姬。

我跟著她走進溫馨的客廳兼餐廳，裡面的木頭餐桌已經擺上食物：火烤牛排、一大盤葉菜沙拉、乳酪通心粉。她前一段婚姻的十六歲女兒泰樂兒坐在桌旁，她身邊坐的是另一個青少年，名叫菲詩的牧場實習生。寇迪坐在餐桌最遠的角落，穿著T恤和連身工作服，頭髮被戴了一天的牛仔帽壓得塌扁成塊狀，帽子就放在附近一張椅子上。他看起來比我原來想的還年輕——因為在電話裡他提到了孫子。

「你還真來了！」他說，無意掩飾自己的驚訝。我猜他心裡有一半在想，這個瘋癲兮兮的加州人會露出本色，在最後一刻放他鴿子。

寇迪做餐前祈禱時，我們低下頭來，接著，大家一心都在唐奈兒為每個人夾放碟子中央的牛排上面，那是自家養殖的牛肉。跟我造訪的所有農場一樣，食物本身就是土地上所發生的一切事情的某種縮影……牛排可口極了。我們隨意聊了一會兒，然後寇迪推開自己的碟子，問我大老遠來，到底是為什麼。

我複誦貝里給我的指導問題。在你來以前這裡有什麼？這裡的自然環境對你有什麼要求？自然環境幫你在這裡做了什麼？然後我加上一句，「基本上，我想知道你養育健康牛隻的祕密。」

寇迪點點頭，開始告訴我他曾經讀過的一則酪農場的故事，作者是十九世紀初期的拓荒者。起先我不知道他的故事跟我剛剛的提問有什麼關係，但是寇迪給我的印象是，他絕少浪費字句在無關緊要的小事上。所以我往椅背一靠，專心聽他講。

「拓荒人才剛渡過密西西比河，帶著太太、一個娃娃、一匹馬拉的篷車、兩頭牛，」他一邊說，一邊比著牛排刀在桌上移動，彷彿是開墾者在前進一樣。「他們聽到遠處有雷鳴。」他用空著的另一隻手拍打桌面，製造音效。

「然後，他們走上了一座高坡，你猜他們看到什麼？」說到這裡，寇迪的聲音變得有點戲劇化。「野牛。無邊無際的野牛。」

「墾荒者就直接穿過野牛群。」寇迪拿刀迎空一劃，我想像那對勇敢的夫妻帶著小寶寶穿越隆隆結集的獸群。「馬車走了三天，」他繼續說，「看到的全是野牛。」

「後來到了第四天，他們走出牛群，放眼四處一片狼藉。野牛沿途踐踏，一切吃個精光。但是沒關係。你知道，這些邊走邊吃的野牛，要跨越四個州之後才回到原地，到時候所有植物都已經長回來了。一八〇〇年代初期，在野牛被趕盡殺絕以前，它們的數目比現在的家牛還多，而且不需要吃穀子。」

寇迪解釋，野牛所循的遷徙規律給了他靈感，成為他的牧場模式。有時候他稱之為「整體觀放牧」或「烏合之眾放牧」，不過多半時候叫它「野牛風格」。

這跟艾瑞克在金禧的草場輪替法其實一樣，只不過規模放大罷了。先前我沿公路所見的穀類飼養，或是低密度放牧，寇迪都不採行，反而上溯更早的天然系統，回到歐薩克斯高地肉牛產業開始之前的時代。

如今，他的牛隻整群移動，穿過一系列小型圈養草場，集中進食，而牠們排出經過充分加工的食物，重新回到土裡。至少要等四個月以後，牛群才回到同一塊草場，因此植被、生物得到充裕的時間復甦。這套方法使寇迪每英畝牧養的牛隻是密蘇里州一般牧場的三倍。

而且我很快就了解，是這套方法使寇迪跟唐奈兒得以捨棄高昂的輸入品。然而最重要的是，野牛風格的放牧，讓寇迪養的牛成為密蘇里最健康的母牛。

「為什麼牠們會更健康，如果你要一個簡單的解答，」他放下刀子，向我閃現一個迷人的笑臉，「我沒有。因為每一個齒輪都環環相扣，影響到整體。我沒辦法只教你蓋圍籬，或是只移動牛群。你得了解整個環境都要改變，才能讓牛隻更健康。這就是我所謂的『整體觀』。」

這時我明白自己必須要有耐心，注意觀察，隨時發現線索。

線索一：青草放牧乳牛的生奶

結果我用不著等太久。

清掉桌上的碟子以後，唐奈兒拿來甜點：一大杯牛奶。儘管屋裡光線不強，我也看得出這不是平常的乳製品。色澤是毛茛花美麗的黃色，液體緊貼在玻璃上，商店裡賣的牛奶（即使是全脂奶）絕對辦不到。

看著寇迪、菲詩、泰樂兒各自一飲而盡，咂咂嘴，一副享受勁兒，我也想喝極了。可是有兩件事阻擋著我。

首先，我不得不承認自己有乳糖不耐症。乳製品，尤其是沒有發酵過的，或是一天之中喝得越晚的，越容易造成脹氣，速度之快、程度之烈，逼得我只能躲到無人處（最好有完全隔音），單獨渡過夜晚。

其次，這杯牛奶既然是鮮擠的，我推測它是生奶。我有幾個病人完全認同生奶，從前在紐約上州的家庭農莊，我也經常喝生奶。那是我特別親切的記憶：站在鄰居的擠奶棚裡，熱氣騰騰的奶跟一旁母牛的身軀使得空氣潮潮的，我把一加侖裝的不鏽鋼桶浸入攪動的大槽。我愛極了那牛奶，一點兒都沒想過衛生問題。

可是，其後的數十年間，不知從何時起我跟醫界同仁有了一致看法：生奶是各式各樣疾病的潛在載體，食用生乳是不智之舉。老實說，我還沒治療過任何一個病人，其致病原因可以溯及生奶。而且，疾病管制局的飲食傳染病統計顯示，以一單位食用分量計算，商業生產的肉類食品的致病率比生奶高十倍。

不過，揮之不去的幢幢魅影還包括了曲狀桿菌、沙門氏菌、志賀氏桿菌、李斯特菌，乃至於可怕的出血性大腸桿菌 O157。如今在我心目中，飲用未滅菌的乳品跟從事無保護的性行為殊無二致；在沒有建立充分了解與信任之前（有檢驗證明更好），都不應該納入考慮。

很明顯，唐奈兒察覺我的猶疑。

「這是剛從澤西乳牛身上現擠的。」她這麼說是想讓我安心。寇迪朝著燈舉起空杯，宣稱母牛的生奶是他所有的牛犢在學會吃草前的唯一食物，他很肯定這是牛犢健康不生病的原因之一。然後，他跟唐奈兒話鋒一轉，從牛的健康轉向人的健康。

兩人你一句我一句，故事一個又一個。附近社區的人生了病，總是開車來晃馬牧場買一夸脫的新鮮牛奶。嬰兒哭鬧不停，既長濕疹，又有唐奈兒說的「一大堆腸胃問題」，睿智的老祖母說，「這孩子正在受苦。」因此，孩子的媽開始把食物一樣樣剔除。當奶類去掉時，症狀消失了。孩子大了點，想喝牛奶，父母就試著餵他以穀類飼料餵養的母牛的生奶，卻再次病倒。最後，他們讓孩子喝唐奈兒以青草餵養的澤西乳牛的生奶，結果毫無問題。

接著是教堂合唱團那個吉他手，那傢伙的大腸激躁症非常嚴重，是多年的老毛病。可是自從改喝晃馬的乳品後，痛楚跟脹氣全都沒了。還有，當地自然療法專家的妻子一直以來「全身上下都不對勁」，直到她成了牧場固定的主顧為止。

我一邊聽他們說，一邊想著我所看過有類似問題的那些病人。小孩被帶來診所，最多的就是濕疹、氣喘等過敏問題，而且每半天就至少有一個像艾莉那樣訴說「全身上下都不對勁」的病人，也包含大腸激躁症在內。

「起先我們以為是鄉野奇談，」寇迪又說。「賣不賣一加侖奶，我們並不在乎。我們的牛超過七百頭，唐奈兒的乳牛只有十二頭。可是，等到親眼看見大家病情轉好，我們才開始好奇，心想是不是真有點什麼道理。」

喝生奶，可降低過敏和氣喘？

在晃馬牧場之行後不久的某一天，我提著行李站在慕尼黑市中心五月大街十一號前，抬頭張望高聳的尖塔，這棟建築今天屬於慕尼黑婦科醫院。我為了其他原因來到歐洲，但是決定繞道德國，拜訪馮慕緹（Erika von Mutius）教授兼醫師，她的氣喘與過敏研究室就在這座醫院裡。

我拖著行李箱滑過雕飾華麗的圓柱，經過大理石走廊，走向她的辦公室，我在心中複習此行的目的：找出生乳健康價值的真相，弄清楚為什麼她的研究中提到，農家兒童會如此健康的原因。

我是在去晃馬牧場之前兩個月左右，得知馮教授的研究，當時她有篇論文登在《新英格蘭醫學期刊》上，題目是〈接觸環境微生物與小兒氣喘〉。我意外看見這個報告，而且十分高興地發現這項研究是在農場上進行的，說得更確切一些，是在中歐的傳統農場。一個小兒健康研究是以農場為背景很不尋常，更特別的是，還發表在這麼受到推崇的刊物上！我寫了電子郵件給馮慕緹教授，自我介紹是醫師同行，對健康和農場之間的連繫很感興趣，不曉得能不能登門拜訪？

這就是我怎麼會出現在這裡、跟馮教授握手的原因。事情馬上就很明顯，在馮慕緹身上，事事皆講求理性，不囉唆的短髮、堅固的平底鞋固然如此，作為學術研究主持人卻花很多時間注意農場，一樣有它的道理。

「我開始做這個研究的原因非常簡單，」她說得一口無懈可擊的英語，以手勢讓我在寬敞、高頂的辦公室坐下。「一九九〇年代晚期，我有一個研究過敏和氣喘的同事曾跟瑞士格來布茲村的內科醫師交談過。那位內科醫生正好提起，他幾乎沒見過農家兒童患上這些毛病。」

之後，過敏專家同事便轉述內容給馮慕緹聽，而引起她的好奇心。她開始調查附近巴伐利亞、奧地利務農地區的氣喘與過敏發病率，發現比例頗低。同時，馮慕緹在慕尼黑的小兒科看診時，發現過敏跟氣喘卻很常見。很自然地，她想知道農場是否有什麼東西可以幫助城市病人。這個疑問最終促成了一個廣泛、多國的合作計畫。[4]

接著，我請她解釋團隊所發現的保護農家兒童的因素。

「就像這樣。」她拿出一張白紙，畫了一個流程圖。

「最上面一層，最重要的因素是農場，」她解釋，在紙頁頂端寫下「農場」兩字，底下畫了好幾條橫線予以強調。「你應該知道，我們研究的地區沒有企業化的大農場，主要都是傳統的小農場。」

然後她從「農場」拉出兩條平行線，把這個統領一切的概念分成兩個次類別。其中一個，她標明為「牛奶」。

「我們研究這些兒童日常接觸的許多因子，喝農場牛奶似乎是很重要的一項。」她一邊說，一邊以筆輕拍紙頁，十分權威。我問她，「農場牛奶」這個詞指的是什麼？她側著臉看了我一眼。

4　馮慕緹的合作團隊縮寫為GABRIELA，這是德文頭銜，全名可譯為「鑒別歐洲社區中氣喘的遺傳與環境成因之跨領域研究」。

「當然是指生奶，」她說，在流程圖裡加上「未加工」一詞。換句話說，跟唐奈兒在晃馬牧場給我喝的幾乎一樣：現擠的奶，沒有消毒過，不曾均質化。

生奶的真相

要是你上網躍入生奶的世界，會發現馮慕緹的研究出現在各式各樣的網站，從家庭分娩聊天室，到密教瑜珈部落格。我提到這點時，馮看來有些驚訝，然後笑了起來，對於自己有這群另類粉絲，很明顯地體會到其中的反諷。

「那些人必須知道，」她說，「我一點都不信服生奶就是答案。」

可是，她不是才剛在流程圖上寫了，生奶是使農場兒童身體健康，而且沒有過敏的原因之一嗎？

「研究裡的兒童喝的是從母牛身上現擠的奶，」她說。「如果早上沒喝就會倒掉，下午再擠新的。」

相反地，她解釋大部分不住在農場上的人喝的生奶，是放了一天甚至更久的。時間延誤的問題，再加上裝瓶的過程，足以讓種種危險的微生物滋長。在馮慕緹看來，她的底線是遵守醫師誓詞：首先，不傷病人。如果因為提倡生奶，而引發任何一宗跟大腸桿菌相關的溶血尿毒症的死亡病例，那麼她就違反了自己的誓言。

不過，有意思的是馮慕緹並沒有避開這個題目，反而集中精力去探究何以生奶能帶給農家兒童健康上的優勢。這點在我看來是真正的科學勇氣，因為在大多數生物醫學圈裡，談生奶的任何好處都是禁忌。

尤其在美國，評估食物安全的兩大政府機構，疾病管制局和食品藥物管理局，其立場眾所周知：飲用生奶對健康極端危險。既知當局的態度如此鮮明，也就不難理解何以馮慕緹在大西洋此岸沒有幾個合作者，儘管美國的生奶飲用者並不少（假使她那篇論文提到「農場牛奶」是保護農場兒童的因素之一，我還真不相信《新英格蘭醫學期刊》會刊載）。

搭機到慕尼黑的飛行途中，我讀了幾篇馮慕緹擔任共同作者的生乳研究。

「儘管幼年時期飲用牛乳被認為是過敏、氣喘的一個風險因素，」她刊登於《臨床與實驗過敏期刊》的文章寫道，「然而現在有越來越多的證據顯示，未經加工的牛奶對於氣喘、花粉症以及過敏的誘發，並不會增加風險，反而會降低風險。」她這些論文還探究了農場牛奶透過哪些途徑提供保護，而均質化、滅菌處理後的牛奶又是怎麼引發過敏反應的。

生奶含有多種乳清蛋白（如乳鐵蛋白）及細胞因子（如TGF-β），馮慕緹及研究同仁相信，這些分子在免疫系統中發揮了緩衝的功能，避免對外界的致敏蛋白或其他入侵者產生過度反應。在不少情況下，非外來物而是免疫系統的過度反應，造成大家覺得跟氣喘、過敏分不開的所有難以忍受的症狀——發癢、哮喘、喉嚨痛、鼻塞。而且，這些分子還能強化體內的防禦細胞，有助於抵抗感染。[5]

在另一面，滅菌過程必須得加溫至攝氏七十四度左右，雖然可以中和蛋白質、消滅微生物，卻也降解了牛乳所含的保護因子，而且會導致β乳球蛋白的蛋白質沉澱。這些蛋白質會自組為不易消化的大分子，反而可能引發過敏症狀，特別是對於具有過敏體質的人而言。

5 馮慕緹提到，生奶所含Omega-3脂肪酸相對比例較高，也是生奶具有抗過敏原、抗發炎、提高免疫功能等效益的可能原因之一。目前，不少研究將長鏈脂肪的攝取，跟免疫反應更佳、氣喘與濕疹較少出現、自體免疫問題較少都掛上鉤，不過，生奶的特殊之處在於擁有比多數加工奶更多的Omega-3脂肪酸。原因之一是母牛本身可能吃了Omega-3脂肪酸含量高的新鮮草類，而非穀類與儲藏草料。另一個原因是滅菌與均質化處理會破壞這些具有保護性的脂肪酸，因而限制了加工奶有益健康的潛力。

均質化也有潛在問題。這個過程是將牛乳流過一系列高壓細管，把浮動的大顆球狀脂肪打碎為均勻的小顆粒。這種處理製造出符合大眾口味的流體，牛乳色澤由黃轉白，去除任何膻味，質感平滑一致，沒有浮在表面的奶油（浮在最上面的奶油是我偏愛未均質化牛奶的原因）。不過，均質化的高壓攪動卻產生了一個不經意的後果，致敏蛋白質不再安全地包裹在球狀脂肪內部，卻浮在球膜表面，因此很容易啟動人體免疫系統的發炎反應。

讀了這些文章後，我可以理解馮慕緹面對生乳時的左右為難。她一方面指出，牛奶這個最受歡迎的食品，其製造與處理方式很可能引發健康上的麻煩，特別是對於高風險過敏體質的兒童。然而另一方面，雖然現擠生奶或許具有真正的保護效益，但是取得不易，在她看來風險太高。

「不過，還是有實際的解決辦法，」她說得很隱晦。「現在我的大部分精力都放在那上面。」馮慕緹正在跟瑞士和德國的乳品研究者合作，我聽到了「過濾」一詞，接下來她還提到專利什麼的，所以我曉得她不會再告訴我更多了。

垃圾進，垃圾出

我不知道寇迪跟唐奈兒是不是馮慕緹研究的粉絲，不過，從慕尼黑回來之後，我明白了他倆跟她的每一項見解都相同。回想我們共進晚餐的第一次見面，我恍然大悟，他們兩人都提到加熱跟均質化的破壞性，以及乳清未經攪動的保護力量。他們也知道自己擁有的澤西乳牛一年吃草十二個月，所生產的牛奶其脂肪屬性比當地沃爾瑪超市賣的乳品都健康得多。

「由企業化飼養的一般乳牛，怎麼可能會出產任何健康的東西？」寇迪問我，我正鼓足勇氣，嚥下第一口唐奈兒送上來的可口貢品。「垃圾進，垃圾出。很多母牛幾乎是在堆得跟肚子一樣高的排泄物裡生活，營養又不足。牠們的滅菌奶不宜給人飲用。沒錯，這類生奶是得滅菌，然後拿去餵豬。要是你不喜歡那些豬的話。」

我接著問寇迪，他會不會拿別家的生奶餵自己的牛犢，或是給自己家人喝，他的嘴扭曲起來，彷彿嘗到怪味。

「不可能，我幹嘛那麼做？」他問。「誰知道那些奶到過什麼地方？」

線索二：微生物以物易物大會

在晃馬牧場的第一個早晨，我醒來之後精神煥發。我既驚奇也鬆了口氣，預期中的一場腸內風暴並沒有發生。事實上，連最輕微的雷鳴都不曾出現，當然更沒有絲毫徵兆顯示我攝入了大腸桿菌之類的可怕病原體。我覺得彷彿躲開了兩枚子彈，我對自己說，唐奈兒的牛奶是我喝過最好喝的。我下定決心向命運挑戰，早餐再來一杯。

太陽剛升起，這個春天的早晨即將轉暖，但此時外面仍然春寒料峭。我漫步走進擠奶棚，尋找熱源和唐奈兒。她正彎下身，在一頭澤西乳牛旁，把電動擠奶裝置一根根如觸手般的管線，套上牛腹的一個個乳頭。不久，牛乳開始有節奏地流過透明的管線，進入不鏽鋼的牛奶罐。

唐奈兒直起身，愛憐地拍著乳牛的腹側。這個女孩子已經八歲多了，她輕聲慢語。跟前晚寇迪所說的一致，她告訴我，傳統酪農場的乳牛一般產奶期限是一．五個週期，換句話說，到了三歲乳產量開始降低，就被送去屠宰場。晃馬的母牛卻不然，澤西乳牛每天可以固定擠二．五加侖，持續到第十個週期都沒問題。唐奈兒確信，整體觀務農方式不僅提高了澤西乳牛的產量，也延長了乳牛壽命。

擠奶棚是座可愛的白漆建築，在唐奈兒的保養維護下，清潔標準高於大多數人家的廚房。每樣東西都有該放的位置，一張蜘蛛網都看不見，水泥地板毫無汙跡，空氣聞起來有青草味。跟我小時候待的酪農穀倉很不一樣，那裡牛糞四濺，經常有股發酸的氣味。我跟唐奈兒分享我的觀察，她說是新鮮飼草的關係。吃黃豆、玉米及其他穀類飼料的牛隻，糞便較稀，味道較臭。有意思的是，人也有同樣的現象。

我們邊聊邊擠奶，一隻四肢瘦長的牛犢從半開的門晃進來，好好地嗅了嗅媽媽的屁股。然後，牠伸出茸茸的舌頭，一點一點地往裡舔，舔到被擠奶器套住的乳頭上半部。幾乎同時，名叫 Brutus 的狗出現在門口，也同樣給牛犢來一場後半身的聞嗅，而兩隻住在穀倉的貓，身上的毛還閃著朝露，輕手輕腳地從一旁走過，幾乎擦到放空罐的架子，那些一夸脫裝的玻璃罐不久就會盛滿牛奶。

突然，這棟明亮的擠奶屋在我眼中有了新的意義。它並不是無菌室，而是充斥著微生物群的培養基。在我視線所及，都有蠕蟲、病毒、細菌、真菌正在掉落，正在互換。

那個當下，我沒透露自己腦中的圖像，不過那天上午，我跟寇迪出發去草場時，忍不住跟他分享了這個發現。我坐在四輪傳動車的乘客座——自從他放棄所有外來輸入品，讓牲畜像野牛一樣遷移之後，這輛車是他需要的唯一重型機械。

「對極了，」他吼道，蓋過引擎噪音。「我相信我的細菌。土壤的健康就靠它們，所以我才有健康的牛，健康的農夫。」

驅動了幾次引擎後，他又說，「我女兒是護理師，我愛她愛得沒話說，可是她卻是細菌的死對頭。她用各種肥皂和抗菌洗手液洗刷她的幾個小孩，他們反而一天到晚生病。有時候我真想把孩子抓過來，餵他們吃牛糞。」

寇迪讓引擎暫時空轉，跳出他的機器，打開有倒刺的鐵絲籬笆，然後我們衝入七英畝大小的圈牧場。這塊地看來最近才剛住過一大群牛，可是現在全空了，只有一座移動式的雞棚。他解釋說，要不是有雞，閒置的地往往會飛滿新鮮牛糞引來的蒼蠅。雞會吃蛆，還會掀動並讓牛糞四散，是控制蠅蟲的最佳武器。

當我們接近時，幾十隻羽毛多色的雞紛紛走出拖車雞棚的門，朝我們擁上來，就像追星族撲向搖滾巨星的禮車一樣。有一隻甚至鑽上寇迪的牛仔帽。他也許沒注意，也許決定不予理會，只管繼續談牧場上的微小居民。

他告訴我，有的人或許認為只要吃得到有機、無農藥的食物就滿意了；可是他認為，吃自己每天腳踩泥土裡長出來的食物，有特別的好處。他說，這才是對他的腸胃最有益的細菌。

其實他是位很能體會赤腳耕種、吃自養的蜂蜜、喝自產的牛奶、青菜從來不洗的農夫，因為這麼做可以增加直接接觸土壤菌落的機會。寇迪解釋，他用這套新方法務農，絕對不餵自己的牛吃預防性抗生素或驅蟲藥，儘管所有標準肉牛飼養場都那麼做。藥物不但貴，還會造成細菌、寄生蟲的抗藥性，而且餵牛吃藥就相當於把農藥注入噴灑器，直接向田地噴藥。在寇迪的整體觀體系裡，如果一個成員接受化學處理，很快就會被所有成員察覺，包括他的無償工人——珍貴的土壤生物。

「我要它們好好活著，而且，沒錯，我要它們在我的食物裡。」他說。

我回想之前在金禧農場學到的農場生態循環圈——由土壤開始，連上牛和人，再回到土壤；我也回想起布吉納法索的農村兒童比佛羅倫斯的城市兒童擁有更健康的腸內細菌。看來寇迪剛剛給了我另一條線索，使我明白何以他的整體觀體系能生產體質更強韌的牲畜。

受豐饒牛棚裡細菌保護的巴伐利亞孩童

流程圖上，馮慕緹在「牛奶」旁邊寫下「牛棚」兩字。

「我說的『牛棚』，當然是指接觸真菌和細菌。」她接著列舉傳統農家環境能夠保護兒童遠離氣喘、過敏的另一個途徑。

她坐到電腦前面，有幾分鐘的時間我看著她用滑鼠點擊，認真尋找東西。然後，她的表情突然變了。剛硬的線條消失，換上我只能以「歡樂」兩字描寫的面容。

她還發出了一聲輕笑。我很好奇是什麼喚起了這個情緒變化，於是走過去看她的螢幕。一張令人難以忘懷的相片：玫瑰粉色的嬰兒在搖籃中熟睡，一頭龐大的母牛正在嗅聞嬰兒。搖籃放在牛棚地上，離牛蹄只有幾英寸，而背景中有一名女子（應該是嬰兒的母親）正叉起乾草，裝上獨輪手推車，有一大群家禽家畜正在一旁看著。

馮慕緹的螢幕捲過一系列同樣動人的圖片，全都是有一次她去固定造訪的農場研究點拍的。裡面有幼兒，也有巴伐利亞的學齡兒童，他們穿著吊帶皮短褲，叉著乾草，在乾草裡打滾，鏟起糞肥，或是坐在牛背上。所有的孩子看起來快樂無比，而且很健康。她指著乾草、動物、石板地上的糞肥解釋道，這些孩子從很小開始就習慣接觸本土的真菌、細菌，後者幫助他們建立起健全的免疫系統，避免患上氣喘、過敏。我想起寇迪想要餵孫子吃牛糞。未必沒有道理。

我好奇細菌、真菌是怎麼保護巴伐利亞農家兒童的。她解釋說，腸道和呼吸道內部某些微生物產生的代謝物，會減弱過敏反應，同時可以加強對外界入侵者的健全免疫反應。事實上，這個作用跟前述生奶中保護性的乳鐵蛋白如出一轍。

既然我已經從索能柏那裡學到腸道細菌的知識，這一切都說得通：某些菌落能夠促進健康，而其他菌落則跟結腸炎、糖尿病等問題掛鉤，而且現在我又發現，還有菌落會跟氣喘和過敏有關。

但是，有件事令我困惑。最早把我帶到馮慕緹面前的那篇醫學期刊論文，列有她和研究同仁在農場上找到的微生物種清單，照理說都是能強化體質、降低發炎的菌種，可是其中竟然不少是屬於經常會引起過敏和呼吸道疾病的真菌、黴菌（如麴黴菌）。

更讓人疑惑的是，清單上還有李斯特菌、葡萄球菌以及其他跟嚴重感染有密切關連的微生物。這些絕非益生菌製造商會放進製劑、優酪乳和奶昔的「健康」細菌。事實上，李斯特菌最近才在新聞上大出鋒頭，涉及科羅拉多州的哈密瓜汙染事件，導致二十多人死亡，數百人生病。

馮慕緹同意我說的。涉及感染、氣喘、過敏的細菌與真菌，竟然也可以預防同類疾病，初看似乎是個矛盾。可是，當她的團隊開始比較環繞農場兒童的微生物跟城市兒童遇到的微生物，這個表面衝突就有合理的答案了。

首先，他們發現農場兒童接觸到的微生物種更多元。似乎菌種的多元性就可以促進健全的免疫反應。或許這是因為混雜的細菌群落可預防單一惡性菌占地為王，讓腸道不會變成一家天下。又或許種種細菌各有角色，它們發出的多樣信息有如一場交響樂，可幫助免疫系統取得平衡（別忘了，「微生物多樣性」也同樣在布吉納法索與佛羅倫斯的對比研究中出現：非洲的農村兒童比義大利兒童擁有更多類型的細菌）。

馮慕緹還說，聽起來危險的微生物並非都有致病力；一般而言，比起高密度環境或密閉空間裡的細菌，土壤細菌產生的代謝物較健康，也較具有保護性。她辦公室的牆上有張兩株麴黴菌的圖片。一株是長在潮濕、無窗的地方（例如浴室）的典型狀態；另一株則來自農場。即使在我未經專業訓練的眼睛裡，兩者看起來也很不一樣。她提到，研究人員正在設法區隔農場菌株所生產的保護性物質，以提供身帶氣喘、濕疹、過敏高風險體質的懷孕婦女和兒童。

她有些同仁已經開始用老鼠測試農場微生物的效益。他們讓實驗中半數老鼠接觸兩種牛棚常有的物種（Acinetobacter lwoffii或Lactococcus lactis），然後讓所有老鼠吸進一種室內常見的過敏原。未接觸農場微生物的老鼠開始流鼻涕、打噴嚏，而另外一半實驗鼠的發炎反應則較少。

追蹤研究顯示，如果老鼠先接觸室內過敏原再接觸農場細菌，身體表現就沒那麼好。這點發現指出，始自嬰兒期（說不定始自懷孕期）開始接觸農場，保護性最高。

蠕蟲也能增加腸道免疫力

差不多在同一時期，我打電話給辛辛那提市的免疫學家薇爾絲卡蒲（Marsha Wills-Karp），她是馮慕緹的研究同仁之一，皆在探討跟兒童氣喘相關的環境與遺傳因子。她經常和丈夫克里斯托弗合作，後者是傳染病與熱帶疾病專家，兩人都對感染與氣喘之間的關聯感興趣。

我打電話給她，討教關於土源性蠕蟲的問題。這種蠕蟲住在泥土裡跟住在人類和動物的消化道裡一樣快樂。她告訴我，雖然有些蠕蟲，如鉤蟲、蛔蟲、蟯蟲剛進入腸子時可能會有症狀，但是往往跟許多其他農場微生物一樣，也會釋出保護性的物質，引發一種反調節、抗發炎的反應。換句話說，寄生蟲與宿主會長期互相對話，為了彼此的共同利益而合作——寄生蟲可以無限期地住在人的腸子裡，而使人類的免疫力變強。

薇爾絲卡蒲告訴我一項研究，對象是委內瑞拉卡拉卡斯貧民區的一群兒童。

起先，研究者檢驗兒童對於空氣中過敏原（如黴菌、塵蟎）的反應，發現這群孩子有令人驚豔的抗過敏能力。在接下來的二十二個月裡，每個月給一半的兒童服用一種驅蟲藥，另一半人則不予治療。在實驗結束前再次進行過敏檢驗時，他們發現治療組中出現過敏反應的，遠高於未治療組。

薇爾絲卡蒲解釋，研究中所有的孩子可能都已接觸到常見的過敏原，並且有所反應，但是腸道寄生蟲發揮了反調節作用，阻擋了發炎反應。當半數兒童失去了寄生蟲，同時他們也就失去了預防花粉症的效益。

聽了卡拉卡斯的實驗，知道了接觸動物與農場土壤的益處，並且明白了生奶的保護效果，我更明確知道，寇迪的主張背後有好的科學證據支持。每個因素都有助於培育出強韌的動物（和人）。有意思的是，泥土、蠕蟲、農場牛奶三者的作用方式很類似，它們一致強化宿主本身免疫功能，並減弱對於過敏原等異物的發炎反應。致病僅限於罕見個例，抗病卻十分常見。

不過，就在我認為晃馬牧場之行，等於好好上了一堂微生物學、免疫學課時，關於如何培養健康的孩子，寇迪卻給了我一條完全不同的線索。

培養食草的牛

我們坐在四輪傳動車裡繼續往前衝，越過了一道草丘，突然間，七百個牛屁股進入眼簾——彷彿一片黃褐色、黑色、白色的海，擠進一塊七英畝大的圈牧場。

寇迪關掉引擎，我們坐在車上驚嘆。我聽不見其他聲音，耳中只有平穩持續的咀嚼聲和蹄子踩踏厚草的微弱聲音。這是野牛風格的現場演示。

我幫著寇迪捲起把肉牛跟新鮮圈牧場隔開的鐵絲網，然後跳開一旁，讓牛群走進來。當牠們踱步經過我們身邊的時候，寇迪承認，要把這群牛原先的餵養方式轉變為完全草飼，並非是簡單的挑戰；想要豢養的動物像野牛一樣行動是一回事，付諸實現卻是另一回事。

「過去七十年來，我們養牛是要牠們靠吃穀類活下去。現在，我卻要告訴牠們一整年都要吃草，即便下雪也一樣。因此有不少年幼的牛承受不住。我剛開始採行這套系統的時候，必須除去一些母牛。光是第一年，就虧了八萬元。」

寇迪解釋，找到好公牛對於繁衍食草的牛群是重要關鍵。他指出自己偏愛的一頭，毛色斑駁，體型如相撲選手般，胸部滾圓，雙腿有力。牠一點也不像我在途中六十號公路兩旁吃草的高身量、側面平整、皮色全黑的安格斯品種。

「假如拿這頭公牛所生的母牛去參加郡裡的比賽，我們一定會被嘲笑得體無完膚，」他說，對自己這個念頭發出嚎笑。「可是，裁判不會嘗牠的肉或者喝牠的奶。」他解釋，食穀牛的完美典型看起來像籃球球員，有很多空間可以快速增重，而慢速生長的食草牛則像這頭矮壯的公牛。

即使經過好幾代的揀選，去除不合適的，留下會吃草的，寇迪仍然不太滿意牛群在草場上的表現。牠們是比之前的食穀牛健康，可是有些對於吃草並不如他希望地那麼積極，而且時不時仍舊碰上牧場改頭換面前，常遭遇到的呼吸道和消化道上的毛病。

就在那個時候，寇迪決定，改變牛隻的基因（或說「先天」）只能做到某個地步；他需要更進一步思考「後天」的問題，也就是科學家如今說的「表徵遺傳學」。所有DNA以外的因素，包括身處環境、飲食內容、社群互動，只要會影響基因的啟動與否，都屬於這個範圍。寇迪尤其感興趣的是，他想看看一個全新的斷奶方式能不能改進牛隻的健康和覓食行為。

線索三：讓小牛跟著母牛一起生活，自然斷奶

照按寇迪的描述，在一座飼養母牛跟小牛的標準牧場，斷奶期是一大悲劇。多數牛犢在春天或秋天出生，六到八週後強制斷奶。這樣的時程可以達到兩個目的，既可使小牛吃穀子快速長肉，於拍賣時拍得高價，也可使母牛迅速恢復體力，下一季再次懷胎。斷奶的意思就是完全隔離牛犢跟母親，比較人道的牧場則將母子分隔於籬笆兩邊，這樣牠們仍然可以互碰鼻子。

「對牛來說，此時牠們的精神壓力比任何時候都要大。」寇迪嘆口氣，他指的既是母牛也是小牛。「隔開母子以後，嘶叫跟悲鳴會持續兩個星期。百分之五到百分之七的牛犢會死掉。那麼我們怎麼辦呢？我們發明了預防接種計畫、礦物質補充計畫，自己感覺這樣應可彌補牛犢失去的東西。可是，有時候適得其反。是啊，幹嘛不乾脆把去勢、去角一併都給辦了？」

轉變為野牛式放牧的信徒後，寇迪一直思考在拓荒者日記裡讀到的野生牛群。野牛沒有正式的斷奶計畫，卻活得相當不錯。牛犢長得很健康，而且從牛群的龐大數目判斷，母牛再次受孕也不成問題。

另外，假如他能使牛群聚在一起不散開，輪換草場的速度可以減半，那麼土壤、青草就能得到更多時間復原。因此，他不顧牛犢會降低母牛生育力、會剝奪下一胎的關鍵營養等等有關強迫斷奶的一切傳統智慧，決定做個實驗，讓牛犢繼續跟在媽媽身邊，不跟牛群分開。

頭幾個生育季節，寇迪對於發布結果很小心，他曉得如果事情不成，或許需要回到原來的強迫斷奶措施。等到我去找他的時候，他已經歷了好幾個產季，足以宣布實驗成功，可跟《美國英畝》（*Acres USA*）雜誌的粉絲分享經驗。

「我並不期望畜牧生產業的主流圈會對我的不斷奶新計畫感到興奮，」他寫道。「事實上，我可能會招來不少嘲笑。不過沒關係，我願意當白老鼠！」

寇迪發現，不把牛犢跟母牛分開，小牛的死亡率降到接近於零。至於牛犢長大會剝奪弟妹養分的問題，證明了也是無謂的擔心，因為在下一胎出生前大約三十天，斷奶就會自然發生。不孕母牛的比例同樣不受影響，如果真要說有任何變化的話，反而是下降了。最好的一點是，這些牛犢長大以後胃口格外健康，牠們熱衷於吃牧草和其他草本植物，尤其愛吃牧地上營養最豐富的植被。

「你看見那頭小牛沒有？」寇迪說，指著一頭白色皮毛帶著黑點的母牛（有如抽象表現主義畫家波洛克的畫作）。儘管牠蹄下的綠葉很密實，卻從圍籬下面伸出脖子，啃食另一側的某種草。

「牛媽媽教會牠飲食中必須含有某種禾本科以外的野菜，所以牠在那裡吃呢。」他解釋，在自己牧場的圍場內，可以鑒別出一百種以上的食用草，每一種都有獨特的味道和營養組合。寇迪跪下來，在草裡面挖掘，指出在我們周遭三英尺方圓內的種類：車前草、藜（據他說，蛋白質含量幾乎是苜蓿的兩倍）、指狀加拿草、野牛草。寇迪說，有些草味道不怎麼濃烈，有些吃起來卻頗具挑戰性，小牛需要培養味覺的鑑賞力，這就跟要讓小孩子吃抱子甘藍一樣。

不斷奶的牛為什麼比他以前的牛愛吃草？寇迪有一連串的理由。也許過早斷奶的創傷，造成前幾代牛犢的挑食行為。或者，斷奶期使用以玉米為主的帶甜味補充飼料（跟嬰兒配方一樣，含有百分之四十左右的高果糖玉米糖漿），扭曲了牛犢的味覺，讓牛隻吃草覺得苦到難以下嚥（所有動物天生都偏好甜味和鹹味，因為這代表兩種必要的養分：熱量和礦物質）。

他還猜測，接觸配方跟營養補充品，說不定使牛犢的瘤胃平衡出現永久變化，造成消化草食的困難。但是寇迪深信，提早斷奶的牛犢不易接受草食的最大原因在於，牠們跟在母牛身邊覓食的時間不夠多。他作結道：「我不能教牛犢吃草，可是我可以給牛媽媽一個機會教會小牛吃草。」

不管是什麼原因，鼓勵自然斷奶，不把小牛跟牛群隔離，寇迪那麼做之後，愛吃草的牛與健康的牛都大量增加。

培養兒童多吃蔬果的味蕾，需從爸媽做起

跟寇迪及他那些很懂吃苦的小牛相處之後，我開始好奇，我們一生最早的經驗如何影響飲食選擇。我找到了梅乃拉（Julie Mennella），她是費城莫乃爾化學感官中心研究員，著重於探討影響飲食偏好的因素，尤其是兒童。

梅乃拉希望更了解兒童的「味覺世界」，於是把焦點放在苦味和酸味的習得，因為這兩種味道是蔬菜這類「必要卻吃得極少」食物群的特徵。兒童的蔬菜攝取量過低，往往與這一生的健康問題有關，包括過敏、氣喘、心臟病、糖尿病。

梅乃拉解釋，兒童（牛犢顯然沒有不同）先天對於苦味就比較敏感一點，因為在自然世界中，這個味道和有毒或腐敗的食物相連。不過，幼兒和不吃蔬菜的成人，不喜歡蔬菜

的主要原因在於接觸得不夠早。「這點證實了剝奪食物的力量，」她說。「很小的時候從來沒有吃這些食物的經驗。」

梅內拉提倡讓幼兒從小接觸非甘味蔬菜，年紀越小越好，意即透過好喝的羊水清湯。她的研究團隊以一群打算哺乳的孕婦為研究對象，要求其中三分之一在懷孕第三期吃胡蘿蔔，分娩後停食；三分之一在孕期間避免胡蘿蔔，而在哺乳期間食用；剩下的三分之一則完全別碰胡蘿蔔。（之所以選胡蘿蔔，是因為它含有一種明顯的苦味，可以馬上在羊水和母乳中嘗到。）在斷奶後，母親有吃胡蘿蔔的兩組幼兒對於根莖類蔬菜的興趣，要比母親不碰胡蘿蔔的第三組高很多。

「胡蘿蔔的研究顯示，」梅內拉又說，「胎兒期以及最初三個月透過母奶的接觸，會增加斷奶後對胡蘿蔔的接受程度，而且後續效應可能會更長遠。」當梅內拉告訴我這些結果的同時，我的腦中掠過自己女兒四歲時的某一幕，她吵著要喝我為她襁褓中的弟弟準備的母奶。我給她嘗了一小匙，她的臉皺了起來，抱怨蒜味太重。那陣子我正處於狂吃大蒜期，她弟弟之所以超愛大蒜，現在至少得到部分解答。

梅內拉實驗室的另外一個研究顯示，吃母奶的幼兒比吃嬰兒配方奶的幼兒口味要更多元，原因應該在於親自哺乳的母親，奶水裡出現日常飲食中所含的苦味。另一方面，假如餵食配方奶的幼兒一開始就吃含有水解酪蛋白的苦味配方，那麼跟餵食標準甜味配方的幼兒相比，他們較容易接受更具挑戰性的口味（比如帶苦味的蔬菜）。[6]

梅內拉解釋，懷孕期跟哺乳期對於影響幼兒未來的口味的接受程度，固然很關鍵，但斷奶期對於塑造兒童的飲食愛好，也一樣重要。再重覆一次，假使早期食物有苦的、酸的，那麼，這些味道更可能在日後被接受。另外，種類的多寡以及食物的搭配也有關係。

寇迪的母牛在每一塊圈牧場裡都接觸到幾十種不同的綠葉，同樣地，有些兒童若從小能吃到更多種類的蔬菜，他們長大成人後也傾向於食用更多蔬菜。此外，把具挑戰性的蔬菜（花椰菜或甘藍）配上味甘的種類（瓜類或胡蘿蔔），也可以提高接受的程度。不過梅內拉提醒，要是做得太過分，試圖在烹調中以甜味蓋過苦味，那麼也許短期內能增加蔬菜攝取量，卻無法塑造長期愛好者。

梅內拉提出一個觀念，餵食兒童吃鮮採的（因而味道更豐富的）水果、蔬菜，也可能

6　眾多證據指出，母親哺乳比起奶瓶餵養，在體質與情緒上都有很多優點，嬰兒從出生後到三至六個月大，完全（或幾乎）由母親哺乳的，較少出現食物過敏與氣喘，日後於兒童期或成人期也較多維持正常體重。有件事也值得注意，在巴伐利亞農場的研究中，畜欄的塵埃及生奶固然顯示與低氣喘比例有統計相關，但是那些農場兒童絕大多數至少在半歲前喝的是母奶。

促使他們成為這些食物的長期粉絲。在相關研究中，紐約有項調查顯示，如果兒童的飲食多數是家裡烹調的，而且食材是從農場攤位或農夫市場（而非超市）購買來的，那麼他們熱衷於吃蔬菜的可能性會提高為兩倍以上。至於學齡兒童，「農場直達學校」的計畫（學校午餐供應農場鮮採食材）、「校園即菜園」的課程（教學生種菜、做菜），也顯示了能夠增加蔬菜的攝取量（關於此點，第五章會有更多討論）。

最後，我也要推薦「反覆接觸」的技巧。將抱子甘藍、菇類等較具挑戰性的食物納入多餐中，混合在不同的食物裡，都可以增加接受的可能。我記得自己堅忍不拔地每個星期都給女兒吃蘆筍，整個漫長的加州產季從不間斷，雖然她總是拒吃。然後有一天，不可思議地，她居然拿起一根蘆筍咬下，並表示她喜歡極了。

在我們的交談中，梅內拉強調吃東西的方式對一輩子的飲食習慣影響很大。譬如，以奶瓶餵養（即使用的是特別慢速的奶嘴）容易造成每餐吃得快而多的習慣，而且很難改變。有個研究顯示，每次進食吸吮量較高的嬰兒，十二個月大時過重的可能性較高。

假使幼兒把頭移開後（吃飽了的潛在提示），卻繼續給予奶水或食物的話，不論是母親哺乳或奶瓶餵養，幼兒很快就學會忽視內在飽足感的信號，而傾向於進食超過平均量的蛋白質，這在斷奶之後也不改變。

避免這個問題的簡單方法就是，一旦孩子開始吃固體食物時，就讓孩子自己吃。當然，多數的食物一定會掉在地上，黏在他們的頭髮裡，還有你的頭髮裡。哎，父母之樂樂無窮。

梅內拉另外也提到好幾個其他環境因素，可對學習吃東西的新興人類造成長遠影響，包括用餐的氣氛。有研究報告說，在用餐時經歷家人衝突的兒童，或是在電腦、電視前用餐的兒童，吃的蔬菜會比較少；而有正常家庭用餐經驗的兒童，飲食則比較健康。儘管這些研究本身無懈可擊，這些問題還是很難釐清，因為很難知道是家庭用餐本身引起吃蔬菜的動機，還是一起用餐而不看螢幕的家庭準備的蔬菜比較多。

不論真正原因是什麼，我們可以安心地下結論：設法讓孩子從小就感到用餐是開心的團聚時光，會是創造健康進食習慣的好方法。

在「多吃蔬菜」的戰場上，家長或保母最有力的武器之一，或許是自己示範吃蔬菜。孩子是一流的模仿者，不管看到我們做什麼都依樣畫葫蘆，拿著手機講話也好，塞車時破口大罵也好，啃西洋芹也好。我就是個例子，我很快就知道，勸說小孩吃高挑戰性的食物毫無效果，反而是坐在他們對面，興致盎然地大嚼滿叉的甘藍葉更具感染力。顯然，這麼做在多數孩子（還有牛犢）身上都會奏效。

「這一切告訴我們最重要的一課，」梅內拉在談話結束的時候說，「就是焦點不在小孩。其實是在家庭和社區。」她承認，人最難做到的一件事就是改變自己的進食習慣。她覺得，如果父母了解孩子的口味是怎麼從懷孕期間就開始逐漸成形，或許可以提供強力的動機促成改變。

我們談完之後，我想到梅內拉給的結論：製造健康的進食者是全家、全社區的工作。這比美國農業部推廣的「每天五蔬果」、「水果蔬菜，質多量多」運動更深入。後者只是勸家長把更多蔬果放在孩子的盤子裡，而她倡導的是多面向的整體觀做法，跟寇迪、唐奈兒在牧場上實行的一模一樣。

使法蘭奇遠離過敏

回到舊金山不久，我在診所見到法蘭奇，一個淘氣的小男孩，二十二個月大，綠眼珠，眼皮和鼻子周圍發紅。這是慢性過敏的典型症狀。

他的母親蘇珊第一次帶他來看我，因為他感冒了，她擔心可能耳朵又會發炎。她告訴我，法蘭奇才這麼大，已歷經「太多次抗生素治療週期」。過去三個月，他兩度被診斷耳朵發炎，吃了三個週期的抗生素（第二次發炎用了兩個週期的藥，因為頭一種藥沒有效果）。他的手臂、腿上還有會發癢的濕疹，不時發作，外用類固醇很有效，可是一旦停止塗抹就會復發。由於有過敏、濕疹、耳炎的病史，蘇珊覺得他老是生病，碰上什麼都會感染。

她邊說邊把法蘭奇從診所地板撈起，從袋子裡拿出一包消毒濕紙巾，開始擦拭兒子臉上的鼻涕，法蘭奇扭來扭去，不肯合作。他逃出她的掌控，一頭鑽進我的椅子底下。蘇珊試圖把他抓回，可是當我向她保證，法蘭奇在下面不會碰上任何新病菌或是特別危險的細菌後，她就隨他去了，我們繼續交談。

法蘭奇出生後的頭三個月，是母親親自哺乳，不過接下來蘇珊必須回去上班，因此改用奶瓶餵他喝嬰兒配方奶。到現在，他仍舊離不開他的奶瓶——如今裡面裝的是有機牛奶。他似乎對大多數食物都沒什麼興趣，乳酪跟白麵粉製成的麵類除外。他尤其討厭任何天然綠色食物（其實紅色的、橘色的、藍色的，他也都不喜歡），她覺得餵他吃飯像是打仗。

蘇珊對他經常感冒、一次又一次的抗生素療程、濕疹、挑食，感到很挫折。她想看看我有沒有什麼跟其他醫生不一樣的建議。她正懷著第二胎，也想知道自己有沒有任何可以做的事情，確保下一個孩子能更健康。

我告訴她寇迪頑強的牛犢，然後談到巴伐利亞的農家孩子，他們出現過敏跟氣喘的比例低得令人意外，有些連濕疹和上呼吸道感染都不常見。她說她很感興趣，要我告訴她更多從農場得來的知識，或許可用在她的城市小孩身上。因此我跟她說了以下幾點。

1. 天賜的母奶——

我跟蘇珊討論了最初幾個月她為法蘭奇哺乳，為什麼會提供他相當重要的免疫提升功能。原因是母奶含有對抗疾病的因子，還能增加嬰兒腸道的保護性微生物相。這些菌群透過多種機制可改善免疫功能，儘管不少機制仍然有待釐清，索能柏和馮慕緹及其國際團隊也正在研究中。

蘇珊看起來有點擔心，問道自己是否讓法蘭奇太早斷奶。我解釋，寇迪的天然斷奶法對於不少人類父母固然有吸引力，但我們尚無證據可知何時是最佳斷奶時間。美國小兒科學會等機構都認為，即使哺乳三個月也能提供保護效益，不過對母子雙方而言，可能哺乳期都是越長越好。

當然，有的母親基於醫療與其他原因，完全無法哺乳。根據現有資料，我們無法說哪一種嬰兒奶粉配方最安全，或者最接近母奶，但是遵循下面幾個建議，嬰兒一樣有最佳機會可發展出健全的免疫系統。

2. 避免不必要的輸入品

在上一章我們學到，每經過一次抗生素療程，法蘭奇腸胃裡面的益菌菌落都有可能遭到擾亂，菌相變得不那麼有益。研究顯示，對於皮膚上的保護性微生物及其他屏障，外用類固醇也有類似的擾亂作用。所以，法蘭奇的一大目標是盡量減少服用抗生素、類固醇。

要達到這個目標，需要多管齊下，包括改善營養、體質，而且只有在必要時才開藥。我解釋，類固醇和抗生素在某些狀況下的確可以救人一命，但是它們常遭到過度使用。美國人在達到十八歲生日前，平均服用二十劑抗生素。根據若干研究的估計，其中至少百分之二十五並非必要。多數例子裡，更恰當的做法會是教育病患「觀察與等待」，並使用和緩的非藥物治療手段。

我細看法蘭奇的耳朵內部，發現到右耳膜微紅，可是另一方面，他沒有發燒，看起來相當活潑，而他的鼻涕令我猜測所有這些症狀是病毒引起的，而非細菌。因此，我按照美國小兒科學會明文公布的指南，建議蘇珊停用抗生素，改使用一種耳滴劑，以浸泡毛蕊花和大蒜的橄欖油做成。毛蕊花是一種葉子毛茸茸的草本植物，具有抗病毒的功效（《小兒科期刊》登載的一個研究報告顯示，用一種類似的草藥混合物，每天三次，每次五滴，對於非複合性的耳道感染跟Amoxicillin一樣有效）。

我提醒蘇珊，如果法蘭奇的耳朵流出分泌物或膿液，就不能給耳滴劑。我們一起複習需要加強治療的感染病徵：哭鬧增加，或是懶怠，或是發燒超過三天，或是溫度高於攝氏三十八・八度。

法蘭奇的胸部、手臂內側皺褶處、膝蓋後方有些片狀濕疹，看起來不嚴重，所以我勸蘇珊避免使用類固醇，特別因為濕疹往往在停用類固醇後會變本加厲。我提議她改用金盞花藥膏和琉璃苣油；兩者都有天然屏障作用，又能抗發炎。我也提議，與其採用令皮膚乾燥的熱水淋浴，不如每週兩次或三次以溫熱的燕麥水[7]浸浴。

蘇珊提起打預防針的問題。她在一個親子部落格上讀到，對某些兒童，施打疫苗會增加過敏、濕疹的機率，尤其是麻疹、腮腺炎、德國麻疹的混合疫苗。

7 燕麥水的做法是：四分之一杯燕麥用食物攪碎器或咖啡豆磨碎機磨到極細，放進兩杯熱水溶解，然後均勻拌入浸浴的水中。

根據我的農場經驗，我會建議怎麼做？我解釋，按照寇迪的整體觀做法，他決定不再為牛隻施打疫苗。他之所以能夠丟開預防注射，是因為他的牛群比較健康、營養比較好、精神壓力比較低。但是，獸醫學的文獻或是人類醫學的文獻沒有多少證據能說，他的牛隻是因為沒有打預防針所以狀況較好。不如說，寇迪是這樣計算的：疫苗的成本遠高於其保護價值，在總數七百頭的牛群中偶爾喪失一頭牛犢，是能夠接受的風險，但是這種成本效益的分析碰上人命就另當別論了。

我要蘇珊安心，以大量人口為基礎的研究，以及美、歐兩地的個別臨床實驗已經顯示，整體而言，兒童時期的預防注射安全有效，而最常出現的嚴重副作用（發燒、抽筋）相當罕見且是短暫出現，不會影響之後成長。何況，相關數據的分析，並沒有找到任何令人信服的證據，顯示氣喘、過敏等免疫功能異常與慣有兒童疫苗注射之間有關。

儘管這一切支持預防注射的研究可以令人安心，但是宣稱使用疫苗無害，或說跟世界各地日益增加的兒童過敏疾病毫無關係，我認為是科學的自我膨脹。讓研究者持續監控每一種疫苗的有效度與潛在危險非常重要。譬如，未來可以探討的一個領域是，小部分兒童對某類疫苗或某混合疫苗反應不佳，若能辨別其遺傳與環境因子，就可以為他們調整施打的疫苗種類和時間。

3. 嘗試農場療法，多接觸大自然——

雖然這種治療手段尚未得到正式驗證，不過在永續農場待上一陣子，可視為一種預防過敏與氣喘的低風險策略。巴伐利亞研究（現在還有印第安那州的阿米許人研究）有證據顯示，在胎兒期接觸畜棚和牲畜，可以強化免疫力，降低出生後的過敏、氣喘反應。

對法蘭奇來說，他已經出現過敏，那麼還有沒有預防效果並不明朗，然而帶他到戶外玩、離開擁擠的城市，無疑會有好處。我曾問馮慕緹的研究同仁 Markus Ege，他的研究如何影響自己養育子女的方式，他說現在更常帶小孩去慕尼黑的幼兒動物園，在那裡兒童可以伸手撫摸動物。而且蘇珊有好朋友住在加州帕塔露瑪城外的一座小農場上，她覺得現在有個好藉口，可以更常去定期幫忙。

4. 獲取有益的食物和細菌——

接下來，我們的交談轉向營養方面。我提到自己學到的農場牛奶相關知識，並強調我不認為這是一個好選項，除非他們住在傳統農場上，能喝得到現擠的牛奶。不過，既然牛奶的結構在加工的每一個過程都遭到改變，我建議蘇珊改喝本地的（為了新鮮）、有機的、未經過度滅菌，而且不曾均質化的牛奶。我也建議法蘭奇在整體食物量上少喝一點牛奶，因為被奶餵飽了，就吃不到其他食物所含的維生素等重要營養素。

我強調法蘭奇並不需要單一種超級營養食物，好的營養基礎來自於吃多種全食物，包括水果、蔬菜、穀類。研究顯示，在四到五個月大以前，添加這些食物（或任何固體食物）或許會增加過敏、濕疹的風險。然而，同樣的研究也顯示，太晚添加副食品，一樣也有類似的負面效果。

這個觀察有多層面的解釋，其中之一是，蔬菜、豆類、全穀類含有豐富的調節免疫的多酚類，這些食物給予兒童很好益生質的來源，也就是有助於腸道益菌生長的果寡糖。

提到腸菌，蘇珊問我益生菌對法蘭奇跟她尚未出生的胎兒有沒有幫助。我告訴她，最近的研究顯示，懷孕和哺乳期間的婦女若有服用益生菌，可降低小孩的氣喘、過敏、濕疹出現率。其他研究顯示，餵食嬰兒和幼兒益生菌也有類似結果。

根據這些發現，我建議兩種配方給蘇珊、法蘭奇及第二個嬰兒，並且說每天吃酸黃瓜或其他醃製蔬菜可能也會得到同樣的好處。蘇珊大笑，體認到這點或許可以為懷孕時愛吃酸的東西提供生物學上的解釋。不過，接著她嘆了一大口氣。她沒辦法讓法蘭奇吃麵和乳酪以外的任何東西，吃蔬菜似乎是不可能的任務。

5. 培養愛冒險的「草食動物」——

這時，我詢問蘇珊的個人飲食習慣，和法蘭奇爸爸的。他們都喜歡麵食、乳酪、麵包、雞肉。當她說完這短短的清單時眼睛大睜，看得出來很不安。我想這是她第一次把法蘭奇的偏食跟自己的飲食喜好連繫起來。因此，她下定決心改變自己，做個多吃蔬菜的好模範。

我贊同那是絕佳的第一步，並且跟她分享我從寇迪和梅內拉那裡學來的其他幾個建議：親子開心地坐在一起用餐，鼓勵法蘭奇自己進食，引入多樣化食物，搜尋風味好的水果與蔬菜（要是買得到，農場新鮮採收的最好），並且在多個用餐時間，以不同的組合重覆提供相同的食物。

我也建議，每一餐都別坐在電視、電腦前吃。接著，我講起胡蘿蔔的研究，蘇珊看來很吃驚。自己每一餐的進食選擇，都在積極地塑造下一個小孩的飲食偏好！她低下頭，輕拍隆起的肚子。那一刻，我很好奇她是不是跟我一樣，看到了一個圓滾滾的油麵糰，幸福地漂浮在最美味的清湯裡。

女兒在晃馬牧場短暫生活後的轉變

我在晃馬的最後一天，唐奈兒提起這個夏天還沒找到足夠的實習生。夏季是最忙的一季，從六月到九月，他們需要養大、屠宰幾百隻燒烤用的放養雞；需要管理大群母牛；需要照料綿羊、山羊、豬，需要種植幾百英畝的蔬菜，菜除了自己吃，還將跟肉類一起裝入CSA紙箱。我想不出能介紹誰來，可是我答應會問問十六歲的女兒阿林，看她有沒有朋友想到密蘇里的肉牛牧場打工。

阿林想了十分鐘，然後令我大吃一驚，她推舉她自己。在當時那個節骨眼，她正處於無聊的高峰。頭髮染了多種顏色，眼線畫得粗而黑，身上穿的孔洞比一般十六歲的青少年還多，而且深信世界上沒有任何東西值得她感興趣，除了睡覺、在超大的素描本上隨手塗幾筆反動的圖畫，或者和幾個同病相憐的柏克萊高中生一起待在 Gilman 以外（一家聽眾涵蓋各年齡層的音樂表演場所，孕育出來的樂團以龐克團體「年輕歲月」最為知名）。

不知為什麼，我很難想像她早上六點起床，在晃馬牧場幹粗活，而唯一的小歇是星期天早上在附近浸信會教堂裡做禮拜。可是現在，超乎想像牧養肉牛的情景居然引燃阿林的興趣，誰都攔阻不了她。

兩個月後，阿林背一個小背包（裝得滿滿的，多半是筆和素描本），穿著新的鋼頭工作靴，搭機經過丹佛，抵達密蘇里州春田市。唐奈兒當晚以電子郵件告訴我她到了。然後是好多天的沉默。我並不緊張，因為晃馬位於山谷間，手機訊號非常弱，而且只能用電話撥接上網。可是，我和丈夫都急欲知道阿林會不會喜歡上農場生活。我們好奇她是不是在默默煎熬，每天數饅頭，等著回到柏克萊。

終於，一個星期後，一張照片出現在我的手機，是她的牧場實習夥伴用簡訊傳來的，他大概找到一個角落有訊號。照片裡的阿林口鼻蒙著領巾，眼睛發亮，汙黑的手拿著煤油罐，正在放火燒一座廢棄的雞寮。圖片說明寫著：我很好。

又過了三個星期，在她回來前一天，我接到電子郵件：

哈囉，戴芙妮：

今天是阿林在牧場的最後一天，她走了以後我們一定會想念她。我們很享受跟她在一起，也很享受她那些有趣的小怪癖。她似乎是那種不管去哪裡都會很快適應的人。我肯定她如果多留些時間，一身的金屬圈都會拿掉，而橡膠靴會成為她的永久裝束，因為，我相信山地人阿林最後會取得上風。每一天她都使我們的日子更閃亮。我希望很快就可以再見到你們倆。

願上帝賜福給你！

寇迪・何慕斯

第二天，我站在舊金山機場的安檢門附近，等阿林出現。我掃視乘客的人流，為了將要見到她而很興奮，又怕在人群中找不到她而很緊張。然後，我果然差點錯過她。不是因為我沒看到她，而是因為認不出來。將近一個月前，在我眼前拖著腳步走過登機口的十六歲青少年，已經脫胎換骨，成為一個笑容滿面、一身古銅色肌膚的女孩，臂膀上二頭肌突起，充滿自信地大步走過我身前。

原來，我完全低估了她。她喜歡牧場的一切。沉重的體力活，長時間的工作，壓迫人的高溫，禽畜，分量超大的農場餐點，生奶，準備一生投入農場、在鄉間長大的實習青少年，還有最重要的，寇迪、唐奈兒和泰樂兒。

「在那兒使我覺得自己很重要，好像我什麼都能做，」在機場停車場，我們一起坐在車裡的時候她告訴我。然後，她給了晃馬一個對她來說最高的讚譽：

「很酷。」

事後回顧，阿林跟何慕斯一家相處的那段時間，寫下她生命中一個重要的轉折點。返回校園時，她有了新的身分（農場靴等佩戴一應俱全）、更多的自信和不同的觀點；過去對她而言不具意義的很多事情，突然變得有意思起來了。

當我想到寇迪豢養健康牛犢、母牛的全套整體觀手段時，我不能不笑出聲來。我在晃馬牧場的時候，哪裡會料到我家這隻四肢瘦長的小牛也會受益。

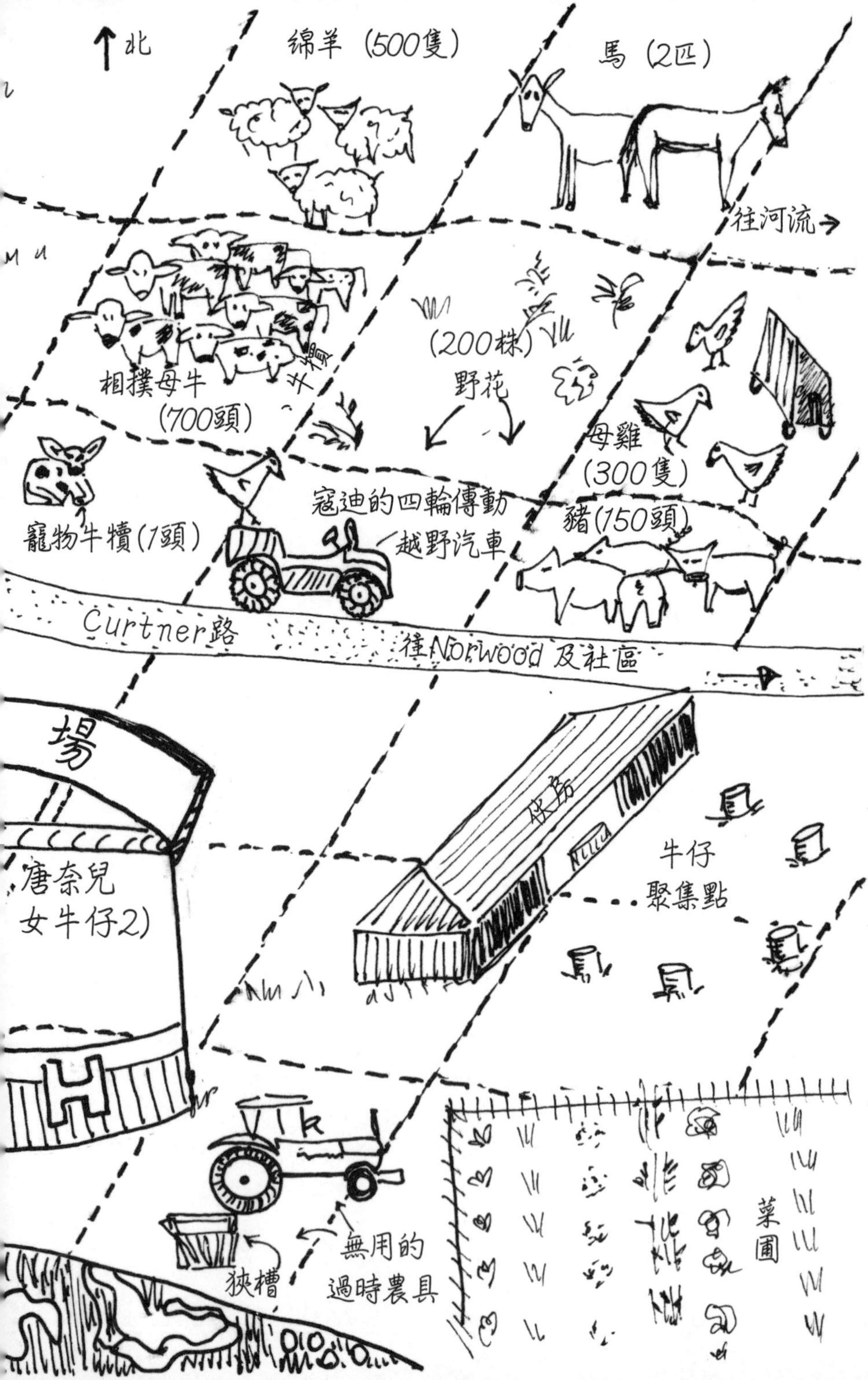

北
綿羊（500隻）
馬（2匹）
往河流
相撲母牛
（700頭）
牛犢
（200株）
野花
母雞
（300隻）
寵物牛犢(1頭)
寇迪的四輪傳動
越野汽車
豬(150頭)
Curtner路
往Norwood及社區
場
唐奈兒
女牛仔2)
牛仔
聚集點
無用的
過時農具
狹槽
菜圃

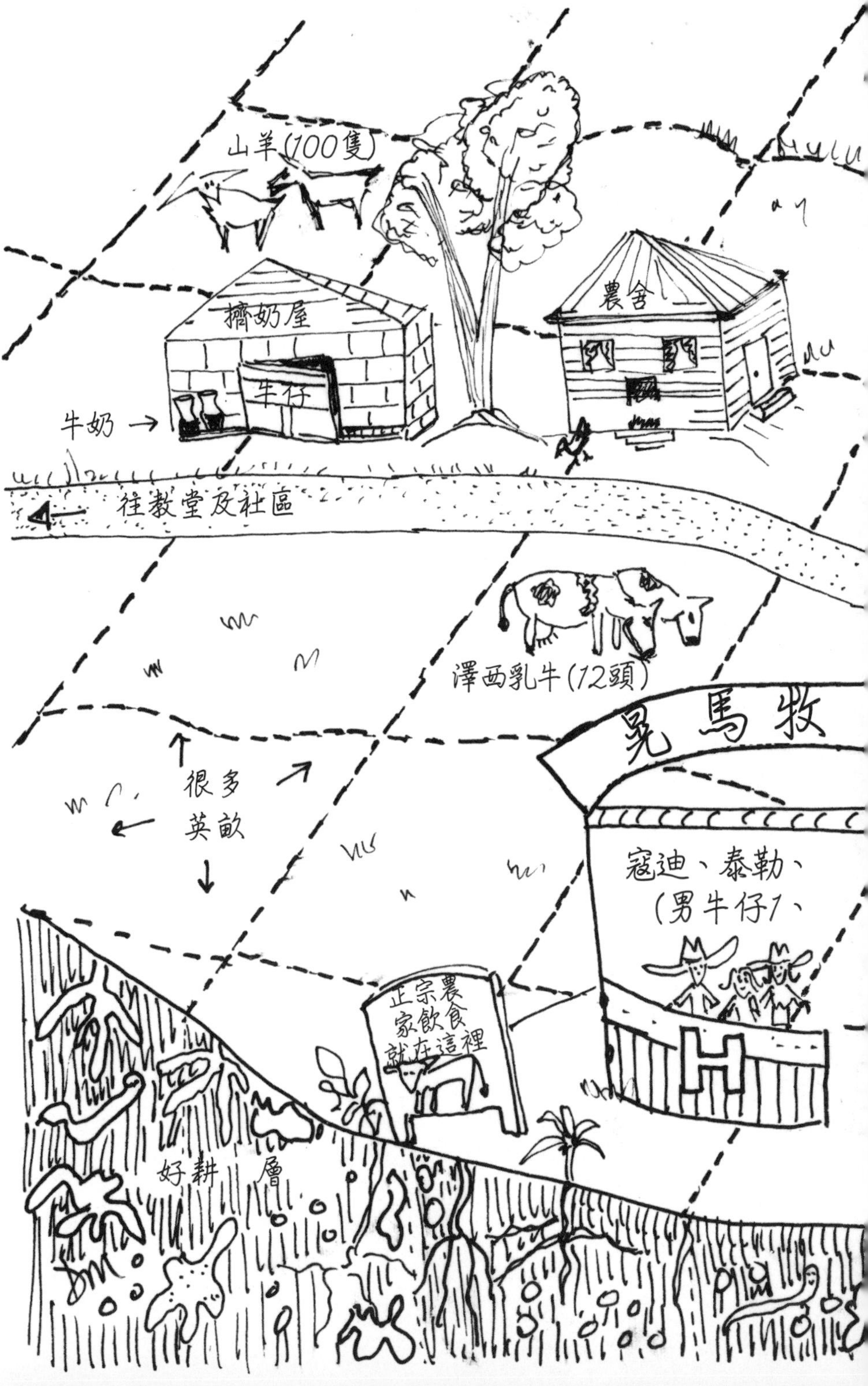
山羊(100隻)
擠奶屋
農舍
牛奶
牛仔
往教堂及社區
澤西乳牛(12頭)
晃馬牧
很多
英畝
寇迪、泰勒、
(男牛仔1、
正宗農
家飲食
就在這裡
H
好耕層

第三章

向雞蛋農場借鏡，聰明管理生活壓力

核心地和阿肯色雞蛋農場

阿肯色州桑莫斯

生產力在禽畜健康上，是個差勁的數值，
它完全只著眼於短期獲利，而非長期健康。
這種短淺的眼光不會符合蛋農、蛋場、員工、消費者，
當然還有母雞的最佳利益。
有意思的是，
同樣的短視也出現在人類生產力的問題上。

混沌理論發展的沙堆模型是個優美的視覺比喻，反映出環境壓力因子對於複雜適應系統的累積性衝擊——這種衝擊是自相矛盾的，因為在逐漸變化的沙堆上面，持續穩定加入的沙粒既是破壞來源，也是修補來源。

——Martha Stark〈The Sandpile Model: Optimal Stress and Hormesis〉

每年夏天，蓋瑞．考克斯喜歡到阿拉斯加淘金，避開阿肯色西北部夏季的黏熱。

「我想你可以說，我一直在尋找我的金雞蛋。」他講出心中的想法，並在辦公室皮椅上隨意往後一仰。

正值午餐時刻，氣溫遠高於四月的常溫，可是蓋瑞看來依然清爽，身著熨過的襯衫，頭上白髮分線整齊。在這間沒有特色的辦公室裡，桌面的透明膠墊上空蕩蕩的，前廳有個魚缸在嗡嗡作響，他或許會被誤認為是位汽車推銷員或保險經紀商。不過，在他頭上方牆壁上掛的畫框裡，有一隻滾圓飽滿的母雞用嘴輕推小雞，那是唯一的線索，告訴你蓋瑞其實是蛋農。

「兩年前，我會跟你說我已經差不多要收手不幹這行了。你知道，我是老派人。我起家時是用籠子養雞，我以為自己也會以籠子養雞結束營業。我只想等所有設備都用壞了就收攤。」

可是在二〇〇七年，一切都改變了，蓋瑞跟他的兒子兼共同老闆麥克開始大肆改革農場。首先，將原有的傳統雞蛋生產設施改頭換面，成為沒有籠子的有機企業。過程中，他們把雞隻數目從七萬五千降為一萬五千，雞籠不再層層堆起，直抵天花板；雞走出籠子，能夠通向戶外一小塊水泥地。

接著，二〇一〇年他跟麥克決定創立另一個全新的生意，取名為「核心地雞蛋」。按考克斯的說法，這是阿肯色州第一家具有商業規模的低密度、放養式雞蛋農場。位置就在我們剛剛談話的辦公室對面，只隔一條泥土路。

自從建立新事業，事情變得太有意思了，退休一事早被蓋瑞拋到腦後。

「現在，我們有了更自然的系統，一切都自動向前滾動，」他說，推著一個假想的雞蛋繞著桌面，畫一個完美的圓圈。「雞的精神壓力變小，雞更快樂，雞蛋更好，我也更快樂，而且有很好的經濟效益。」看來考克斯終於找到了他的金雞蛋——其實是成千上萬顆雞蛋——就在阿肯色州桑莫斯鎮的自家後院裡。

放養雞是最快樂的雞?!

自稱「雞的伯樂」的歐海爾（Matt Ohayer），是活力農場雞蛋合作社的創辦人，是他讓我開始思考，生產雞蛋的生態系統能不能教我一堂精神壓力的課。

我倆的交談也指引我找上阿肯色州的考克斯父子。我第一次打電話給歐海爾的時候，他正在雞舍裡撿蛋，我聽得見背景中輕輕的咯咯聲，而歐海爾的手機緊貼臉龐，向我解釋他有兩個雞蛋生意，一個叫洋蔥溪，坐落於德州奧斯汀，是個小型的放養蛋場，另一個就是活力農場雞蛋合作社，一家創新的虛擬農場，負責包裝與分銷，作為中小型放養式蛋場（包括核心地雞蛋）跟連鎖市場（如全食超市）的中間人。

第一次談話時，歐海爾告訴我他的創業靈感：「活力農場給農夫每顆蛋更高的收益，讓農夫以更人性化的方式去生產雞蛋，這是務農的本來面貌。今天生產雞蛋的地方根本不叫農場，多數是工廠。」

過一會兒，他得停止講話，去照顧母雞。幾個星期後，我再打去繼續我們的交談時，他正開著貨車行駛在州際高速公路上，準備拜訪活力農場在奧克拉荷馬州的一家會員農場。我聽得到衛星定位系統的電子合成語音，在背景中發號施令。

當時加州剛通過法律，規定從二〇一五年開始，所有的母雞都不能養在籠子裡。我問他有沒有任何客觀證據顯示，這樣養大的雞精神壓力比較小、比較快樂，或者這只是人把自身感覺加諸母雞。

「我只能告訴你，我的母雞是蛋雞業裡最快樂的雞，」他說，意指活力農場的母雞不但無籠，而且全天都可以待在戶外。「不過，我不想誤導你。從動物福利的角度而言，你可以辯稱，牠們仍然有許多壓力源。」他舉例說，最近有隻山貓在一個月之內叼走了他兩百隻母雞。

我從閱讀中得知，雞蛋的血點是一種可靠的記號，表示蛋雞受到折磨。每一個血點來自卵巢的一次微出血，說明在雞蛋形成期間母雞感受到精神壓力。我問歐海爾，常不常在自己的雞蛋裡發現血點。他猜想，他的合作社跟其他蛋場的血點出現頻率沒有差別，不過他立刻又說，這點不完美對滋味和品質沒有影響。其實，這還可能代表雞蛋很新鮮，因為蛋擺久了，血點就會散去。

跟歐海爾的交談帶給我一些困惑。最近，我不再買附近全食超市三塊五毛一打的雞蛋，改買活力農場七塊九毛的產品。我為自己的奢侈尋找正當理由：後者的味道更豐富細致，我提醒自己要重質不重量。

不過，老實說，這是一筆對母雞身心健康的投資，最終是這點才使我覺得可以花費兩倍以上去買一打雞蛋。我在金禧和晃馬學到的關於草場放養的一切，使我深信那是對動物與地球最健康的體系。現在歐海爾卻說，事情並非如此直接了當，放養雞也有壓力。

壓力是現代疾病的導火線

說到壓力，沒有其他病因能把更多病人帶來我的診所。有的病人完全承認壓力是主要問題，他們專程來討論放鬆的策略，或者兼及尋求藥物緩解，例如抗憂鬱藥、安眠藥、抗焦慮藥。有的病人則因身體上的毛病（如腸躁症、偏頭痛、下背痛）促使他們求診，而壓力卻是這些毛病的導火線。

但是跟雞的情況一樣，人的問題也令人困惑，因為我們每個人每天都得面對壓力源，縱使彼此環境與生活處境互有不同。有些人可能在壓力下崩潰，有的人壓力儘管不小卻過得不錯。事實上，告訴我壓力令他感到健康、工作效率提高的病人還不少見。

我的兩個病人，邁可和卡爾，為這個歧異性提供了完美範例。

二〇〇九年H1N1病毒大流行的高峰期，我治療的所有流感病人中，他倆令我印象最深刻。部分原因在於他們幾乎同時找我，呼叫器響起間隔不到一小時；不過更主要的原因是兩人實在有太多相似之處。他倆年紀皆在四十五歲上下，身體還算健康，已婚，兩個孩子，在大企業上班，常需要出差。

整個來說，他們似乎面對相類的生活挑戰：旅行時差、工作時間長而且多變、常跟家人分離、不時接受工作評估、一個小孩即將進入難纏的青春期。

可是，邁可隨後感染了跟流感相關的肺炎，必須住院三天，過了兩個月才痊癒；而卡爾只在自家床上躺了幾天，一星期內就逐漸復原。為什麼會這樣？只是運氣的好壞？兩人承受的壓力都不小，他們的經歷中究竟有什麼能解釋如此不同的命運？聽來或許奇怪，考克斯這兩座相鄰的雞蛋農場，竟然成了協助我解答這個問題的最佳實驗室。

阿肯色雞蛋農場裡羽毛四處紛飛

沿著阿肯色州六十二號公路西行，我很快就明白，法葉特維爾附近的阿肯色大學為什麼會有全國最大的禽類研究中心之一。這一帶，連人煙最少的小鎮也至少有一間家禽飼養用品店，而車子每開一英里左右，就會經過一座雞蛋生產場，看起來跟集中營像得可怕，四周圍著鐵絲網，外觀一致的四方形低矮建築，一排連著一排。偶爾在田野裡，我會看到一座廢棄的老式蛋雞雞舍，荒草圍繞，木頭屋簷腐朽，撕裂的紗網在風中擺盪。後者是已經消失的時代留下的遺骸，從前蛋雞養在戶外，通風的雞舍只提供棲息，用來躲避風雨。

我的路線切過奧克拉荷馬州一角，終於轉上顛簸的泥土路，通向考克斯的雞蛋農場。在設有接待處的建築裡，艾許莉．斯瓦法女士前來歡迎我。她是個態度認真的年輕女子，戴著銀色圓型大耳環，唇上新塗著亮光口紅，下身一條乾淨的牛仔褲。

這身打扮令人覺得是一般公司的上班便裝，可是她很快就讓我知道不然，因為我問她的工作內容時，她答道：「我的首要工作是蛋農。」她告訴我，在開始這個工作以前，她在阿肯色大學主修家禽學，重點放在家禽繁殖。可是學到半途，家鄉老友麥克把她從學院引誘來此，現在她成了兩座農場（阿肯色雞蛋農場、核心地雞蛋農場）的生產與品管主任。

參觀開始前，艾許莉拿下自己的耳環，要求我除去佩戴的首飾，她解釋道，首飾是細菌的陷阱；作為品管主任，確保農場清潔是她的責任之一。我想起農場上鎖大門上鮮紅的標示「生物安全設施」，我不確定這個警告牌是指病害不得進入農場，還是不得離開農場。不過，我拿下耳環，心想這個疑問不急著解答。

艾許莉遞給我一頂髮網（這只是當天的第一頂），我們簡單參觀了包裝廠，那兒的員工一身白袍，都戴著髮網，傾身工作，一排又一排的分級器和履帶運送雞蛋往四面八方而去。然後，我們爬上艾許莉的休旅車，開了不到五十碼就停下，我的眼前是一連串長圓形的無窗建築，頂上冒出一根根蘑菇般的通氣口，和我剛才在六十二號公路經過的那些蛋場一模一樣。建築裡持續傳來高頻率的雞叫，一聽就知道是很大很擠的雞舍。這就是阿肯色雞蛋農場。

艾許莉給我一頂新髮網、一件粉藍色保護服，還有顏色相配的鞋套。這套裝備讓我想起醫學生和住院醫師時期準備進入手術房時，再熟悉不過的換裝儀式。

突然，我注意到自己心跳奔騰，耳中傳來血液的搏動。我不得不承認，即將走進現代雞舍所帶給我的焦慮，和當年走進成敗茲事體大、上下階層分明的手術房並無二致。我武裝好自己，深吸一口氣，尾隨艾許莉進門。

我的眼睛還沒適應轉暗的光線，阿摩尼亞的刺鼻氣味就先告訴我，我們到了。我試著用嘴巴呼吸，以免聞到氣味，可是沒用。臭味太強烈，我發現自己很希望臉上戴著跟外科手術服配套的面罩。

就在這時，我注意到腳下微震。艾許莉警告過我，地上有通了電的鐵線，阻止母雞在不衛生的地板上下蛋。所以，一開始我以為自己遭到微弱的電擊。可是我透過密布塵埃、羽毛的霧霾向下窺視，明白微震來自於幾十隻母雞啄食我的鞋套。事實上，整個地板上都是母雞，像鋪了地毯，總共一萬五千隻，不多也不少。

牠們啄得不怎麼利，力道也不大，仔細一看，我明白了為什麼。「牠們的喙被除掉了！」我在喧囂的背景中大喊。艾許莉糾正我。「不是的，這不叫除喙。這是修喙。雞很小的時候就用熱刀刃修掉喙尖，這是為它們好，這樣牠們才不會互相啄死。」她又說：「喙尖沒有太多神經。」

我向攻擊我的雞甩了甩鞋套，可是牠們似乎沒感覺。

艾許莉解釋，這些母雞正處於六十三週的雞舍飼養週期的中點。母雞剛來的時候是十七週大（嶄新的生蛋雞），接下來在雞舍待到八十週大，不斷下蛋。然後就被「除名」。遭到除名的母雞會成為寵物飼料，或是廉價肉品——雞腿、雞胸混合包裝，供人類食用。在週期與週期交替時，雞舍會清乾淨羽毛、糞便，然後迎來下一批十七週大的小母雞。

我感到腿上汗水流過的地方癢兮兮的，而人工合成的罩袍被橡皮筋箍在腳踝，一灘汗液就積在那裡。而且，我注意到艾許莉的眼睛流出淚液。等夏天來臨，這裡還會更熱，簡直難以相信；當這批母雞完成此生任務時，阿摩尼亞味還會加倍濃烈，也一樣令人難以置信。

我們撤出雞舍時，艾許莉指向雞舍盡頭的方形光線，光線之外是一塊覆著泥土與混凝土的院子，相當於一座籃球場大小。從我們站的地方，我看見兩隻母雞在外面遊蕩。假使你需要一點空間，那裡絕對是你會去的地方，然而在一萬五千隻當中，利用這片開闊空間的母雞似乎少得令人驚訝。

到了外面，當我脫下保護服時，我看到近處穀倉的一座儲存塔上漆著「有機」兩字。我恍然醒悟，我先前在包裝廠見到的那些堆疊成落的盒裝蛋，上面畫著活潑健康的少女，頭戴帽子繫著頭巾，身著圍裙，正在撒穀子給農家院落裡的雞吃，同時標有農業部有機認證、走動飼養、農夫市場、新鮮雞蛋的字樣，全都來自這座雞舍！

當天稍晚，我在接近本頓維的沃爾瑪市場看到一模一樣的盒裝蛋，一打售價三塊零八分。這是店裡最貴的一種。

被工作壓力束縛的邁可

在很多方面，邁可都令我想起阿肯色蛋場的母雞。每次見到他，他似乎正捲入塵埃和羽毛的漩渦，他的聲音和動作都在傳遞一種急迫感。那個二月週末我接到兩通電話，第一通是他。

「我想我快要死了，」他電話裡的聲音嘶啞。「請救救我。」

他說自己發高燒，全身骨頭痛得要命。他上網讀到這次流感大流行有幾個死亡病例，確信下一個就是他。

邁可從來不會為了預防生病而求醫；只有事情緊急到他不能再坐視不管的時候，才用呼叫器找我。過去幾年他找了我幾次，病症不一：椎間盤突出引起下背痛、胃潰瘍、蜂窩性組織炎、痔瘡發炎、肛裂（由於連續便祕多天），還有一回是偏頭痛，慣用的止痛藥吃了無效。最近一年，他的緊急電話似乎變得更頻繁。

邁可為一家大型會計事務所工作。有一回他來緊急求診時，描繪了他典型的一週工作如下：「星期天我搭夜班機去北卡夏洛特或其他城市，到旅館登記入住，淋浴，吃點東西，接下來工作一整天，處理各種數字。然後回旅館，睡五個小時，再飛到另一個地方，比如德州休斯頓，做同樣的事，然後可能再去第三個地方。最後飛回來，這週剩餘時間就在自己的辦公室做同樣的事。」

他很少有時間運動，工作日的用餐時間絕少離開辦公桌。他覺得自己的工作成果攸關成敗，不過對於去哪裡出差、所蒐集數據最後的流向，他幾乎說不上話，因為所有大事都由老闆決定。同時，他的工作要經常接受評估，近來他感到事務所裡年紀較輕、精力旺盛的會計師，工作表現開始超越他。這些新來者似乎不尊重他的資歷，從來不向他請教任何問題尤其令他不悅。

家庭方面，他說他愛太太，但也承認對她態度不好。多數時間她彷彿是另一個吩咐他處理各種待辦事項的人，再加上他本來很貼心的女兒如今成了張牙舞爪的青少年，使邁可幾乎寧可出差也不想待在家裡。

有一次我問他，會不會考慮改變工作，換個生活方式，他笑了。「我是動彈不得！我有一大筆房屋貸款，有汽車貸款，還有各種開支，要我在四十三歲跳到另一個生活方式，還能賺一樣多的錢，根本不可能。從世間的標準看來，我有現在的生活已經很幸運了。」

在核心地雞蛋農場裡享受沙浴

我把保護服塞進艾許莉的休旅車後車廂，我們駛離保安大門，經過生物安全的警告標示，跨過隔開阿肯色蛋場及核心地蛋場的泥土路。突然周遭的一切令我想起《綠野仙蹤》的一景：陶樂絲被龍捲風捲起，送到另一處，她打開黯淡的小屋大門，就從黑白世界踏進了七彩繽紛的歐茲王國。我放眼望去，都是翠綠的草地。柔和的微風吹走我鼻孔裡的阿摩尼亞。這裡陽光似乎更加燦爛，難道只是我的想像嗎？

我們停在另一棟白色建築前面，比剛才造訪的那棟更新、更高，不過長度只有四分之一，單獨立在籬笆圍起的大塊田地邊緣。艾許莉遞給我一套新的藍色罩袍、髮網、鞋套，我們重覆著裝儀式。此時，我心頭不禁升起一絲罪惡感，我這趟小小的參觀，將製造一堆無法生物降解的垃圾。

這棟雞舍比馬路另一側的那棟要涼一點，儘管雞舍特有的阿摩尼亞氣味仍然存在，但不那麼濃烈。我說出我的感覺，艾許莉也同意。不過她說，這些母雞住進雞舍的時間要晚幾週。此外，這裡的噪音也低得多，我們交談時不需要提高聲音。或許是我想太多，不過就連母雞的呼喚聽起來都不那麼尖銳刺耳，比較像咕咕呱呱，幾乎有音樂性。

這棟建築的母雞比那一棟少一萬隻，每一隻都自顧自忙著，沒興趣來啄我的腳。對這一點我立即心懷感謝，因為我看得出來牠們嘴喙俱全，銳利得很。有些母雞正在休息，落腳於一排排體操似的高低槓上面。有些母雞伏在放了乾草的下蛋箱裡，箱子堆高成金字塔狀。還有更多母雞在水泥地上追來追去，地面鋪了乾淨的木屑。

突然間，大群母雞飛起，旋飛到最高的棲息槓上方。艾許莉向我保證，另外那棟雞舍母雞的翅膀並沒有遭到修剪，可是我很確定那裡的母雞沒有任何飛行的動作。也許，牠們根本無處可去。

艾許莉拉起一道門，門外緊鄰一塊三英畝大的草場。每天早上大約八點，這道門會打開，讓蛋雞在戶外活動一天。馬上就有好幾百隻雞開始隨意漫步到外面的草地，我跟艾許莉尾隨於後。到了戶外，有些母雞開始互相追逐（也許是互相追隨），其他則展開各式各樣的行為，我不久就明白那些都是雞的專有活動。艾許莉指出一群沙浴者——牠們在埋進沙堆的小碗裡扭動，像是上了發條的玩偶。

顯然這種沙浴療養可以去除羽毛裡令雞發癢的羽蝨。有的母雞正在地裡啄食，從泥土裡掘出蠕蟲和草籽。有一隻特別勤勞，牠在一片碎石子裡東啄西啄。艾許莉解釋，碎石進入食道可以協助磨碎種子的種殼，增加養分吸收。院子最遠端，在白花花的大太陽下，一小撮母雞跳上跳下，胸脯挨著胸脯交換八卦。我看著牠們，感到自己彷彿是個晚到的賓客，來到一場活力十足的雞尾酒會。

奔忙但懂得放鬆的卡爾

要是邁可令我想到阿肯色蛋雞，那麼卡爾可說更像核心地的母雞。他的電話差不多只比邁可晚一小時打來，症狀完全一樣，不過就流感病人而言，他聽起來樂觀得出奇。他相信自己沒問題，但想弄清楚怎麼保護家人不被傳染，也想知道自己能做些什麼以便加快復原速度。

跟邁可很像，卡爾在一家顧問公司工作，職務是協助公司客戶改頭換面、重新出發。卡爾喜歡自己的工作，因為公司採取團隊合作的方式，也因為每件案子都是獨特的挑戰組合。他也很享受在眾人面前發言——那經常是工作的一部分。

他因公出差去的城市、企業中心，很多也都是邁可常去的地方，不過卡爾可以自己提前計畫，也可以自己決定行程。他一樣要定期接受評估，不過他跟老闆的關係是互相尊重、彼此支持，午休時還經常一塊兒跑步或舉重。即便他很難留出大半時間跟妻兒相處，可是多數晚上可以共進家庭晚餐，而且他給自己訂下一條原則：回到家就放鬆心情，把公事放一旁。他的公司也固定給員工「精神健康假」。之前卡爾有一次來我這裡健康檢查時，說十二歲的兒子快把他搞瘋了，不過他又說，他跟太太常常笑談兒子的事，視之為階段性行為，遲早會過去。

精神壓力大師

開車離開考克斯的蛋場時，我想到他對自己這項最新農業投資所做的評價：「雞的精神壓力變小，雞比較快樂。」我絕對贊同。核心地的母雞顯然是住在雞的洞天福地，而阿肯色的母雞則是在吃苦受罪。

然而，正如歐海爾給我的提醒，事情並非如此簡單。除了山貓，歐海爾列舉的戶外雞隻特有的壓力源，多得出人意料：暴風雨、閃電雷擊、老鷹或火蟻攻擊、寄生蟲感染，以及從棲息處摔下（最慘的後果是胸骨斷裂，以及長期腳痛）。他覺得以活力農場方式飼養的雞，生活如此愜意，不至於有攻擊性，但是被嘴喙俱全的大姊頭母雞四處追趕、惡意啄咬的風險總是存在。

科學數據似乎支持歐海爾的說法：草場放養母雞也承受其分內的精神壓力。研究顯示，血液中兩種公認的壓力指標，腎上腺皮質醇和嗜異性抗體，室內雞跟戶外雞的含量一樣（對了，如果你浸淫在禽類文獻裡，就會發現高密度室內養殖提倡者經常提起戶外飼養的危險性，或者引述這類模稜兩可的實驗數據來支持己方論點[1]）。

其中一種是驚嚇癱瘓測試，測驗方法是抓起母雞，禁制其行動，然後計時母雞持續反抗多久才停止。此為家禽「習得的無助」量化值，也就是說，當家禽持續接觸負面刺激或壓力源時，無助感會有多高。結果並不令人意外，籠中飼養的母雞放棄掙扎的速度，比走動飼養的母雞快很多。我回想自己提腳抖動鞋套時，阿肯色雞舍的母雞幾乎沒有什麼反應，不禁好奇它們的神經系統是否承受過度壓力，以至於連喊一聲逃跑都辦不到。

那麼，為什麼歐海爾和考克斯認為，跟阿肯色蛋場的室內壓力源相比，戶外的壓力源較為可取？而且，為什麼他們深信核心地的母雞比馬路對面的那群母雞更快樂？同樣

1 研究家禽精神壓力所用的許多生理量化指標，其實並不能分辨急性與慢性壓力。這解釋了為什麼我讀到的研究，在作為壓力指標的血液讀數上，室內雞和室外雞無甚差異。或許，行為數據可以成為更好的慢性壓力指標。

地，為什麼卡爾的情況讓他比邁可更健康、更快樂，即使兩人都是在高壓力下討生活？

為了尋找答案，我向莫丘恩（Bruce McEwen）求教。他研究精神壓力多年，是紐約市洛克斐勒大學的資深科學家。

莫丘恩有細胞生物學的博士學位，他說他在學術界找到的第一份工作是在明尼蘇達大學研究蟑螂的神經系統，然後一九九六年，洛克斐勒大學給了他研究脊椎動物的機會，他立即跳槽。當他年紀尚輕、擔任助理教授時，他做的一個早期實驗是替小鼠注射有輻射標記的不同荷爾蒙，以追蹤其分別出現在大腦的位置。

他看到睪固酮和雌激素進入下視丘（與預期相同）。可是，當他注射壓力荷爾蒙皮質醇的時候，意外出現了。皮質醇不只集結在跟壓力反應相關的下視丘，其中有不少最後進入了一個很小的大腦組織：海馬迴。之後五十年，莫丘恩的實驗室就全力研究海馬迴以及涉及高等認知功能、認知啟動閥與認知反應的其他大腦組織，探討它們跟壓力經驗之間的連結。

洛克斐勒大學是一棟堂皇的大廈，由玻璃與水泥構成，我通過前門的安全檢查，在十二樓找到莫丘恩。他坐在擺滿書籍的辦公室裡，溫暖地歡迎我，不拘形式地引導我坐下，我從這些舉止猜想，他一生傾力研究的主題——精神壓力，一定從來不曾困擾他。我告訴莫丘恩我參觀過的雞舍，還有邁可、卡爾兩人的故事。我竟然把雞和人的壓力相提並論來問他，從他的表情完全看不出一絲奇怪。

他跟索能柏一樣，同屬一族特殊的研究者，願意思考複雜的問題，不介意跨越科際或物種間的鴻溝。

「關於雞會拔自己的羽毛，我是老經驗了，」他說，提起他和荷蘭的家禽研究者合寫過幾篇回顧過去研究的總評。「其實，」他又說，「串起壓力跟人類疾病的某些因子，最早是在雞身上觀察到的。」

我告訴莫丘恩，我覺得用來描述情緒狀態的詞彙，沒有任何一個詞像壓力那樣，應用如此廣泛。決定要買草場放養雞蛋還是走動飼養雞蛋，會令我們感到有「壓力」；而經歷戰爭或是生命中的悲劇（如失去家人），也給我們「壓力」。

莫丘恩同意，「壓力」一詞涵義很廣；但是多數壓力經驗所動員的生理通路、化學媒介物質幾乎相同。有些情況下，壓力所引起的反應不會有任何損害，甚至反而有值得慶幸的效應；但在其他情況下，則可能導致嚴重疾病。

「好吧，讓我們看看，」他說，雙臂在胸前交叉，眼睛往上瞄，彷彿經典論文與發表日期都寫在天花板上。「一九八八年，彼得・史特林（Peter Sterling）提出『應變穩態』

（allostasis）這個詞，用來描述我們的心血管系統處理日常壓力事件的方式。後來，我的合作團隊把應變穩態的涵義擴大，兼及描述人體所有的適應性反應系統，例如皮質醇、代謝系統、免疫系統。」

莫丘恩解釋，應變穩態的字面意義就是：以改變來達成穩定。一開始，這個詞讓我困惑，因為在醫學裡，我學到的大部分東西都是基於「恆定性」原則得來的，也就是人體生物參數如腦氧張力、體溫、酸鹼值，必須維持不變或是不脫離很窄的範圍，方可生存。

但是，隨著莫丘恩對這個觀念的進一步闡釋，我明白了雖然恆定性說的是這些數值，應變穩態卻是在描述我們體內所有的複雜系統，為了維持整體的恆定而會出現差異非常大的設定點。莫丘恩以皮質醇反應為例。

即使在健康的人身上，一天之內皮質醇的變化也十分劇烈，要看這個人是站，是坐，正在努力思索一個問題，在跑步，還是在睡覺。皮質醇的生產多寡，來自於複雜、非線性、動態的交織互動，受到大腦、神經傳導物質、其他荷爾蒙、肌肉、腺體、動脈與神經的管制。

「通常，應變穩態的反應啟動，不留任何痕跡，」莫丘恩解釋，引導我想像這個複雜的過程，有如受到一個簡單的燈光開關控制。「可是，假如它太常打開，或是開關效率不佳，就會產生所謂的『應變穩態超載』。」

應變穩態超載的情況下，事情全亂了。例如大腦中負責記憶與學習的海馬迴會縮小，而職司恐懼反應的杏仁核卻會變大；免疫系統會釋出促發炎細胞或細胞激素，卻不釋出防禦身體的白血球；胰臟會產生過量的胰島素，後者是另一個應變穩態荷爾蒙。

最終，這些不平衡會導致各式各樣的身體毛病：中風、心臟病、腎臟病、糖尿病、關節炎、慢性疲勞、失智、憂鬱、癌症、不孕、易於感染等等。

「換句話說，」莫丘恩說，「維持我們生存的同一批媒介物質，也能把我們拖下水。」

即使有壓力，但不一定會有「應變穩態超載」

當我描述阿肯色州那兩座相鄰的雞蛋農場，雖然各有不同的養殖體系，可是管理人員相同，添加的飼料相同，就連蛋雞種類都相同的時候，莫丘恩露出微笑。

「啊哈，」他讚許道，「你現在有一個絕佳的實驗室可以研究不同種類的壓力各有哪些效應。」莫丘恩聽到暴風雨、老鷹、大姊頭母雞的攻擊、摔下棲息槓、寄生蟲等等壓力源，於是同意核心地提供了不少應變穩態的挑戰。

「可是，」他說，「如果你把牠們放在一起來看，就會了解這些壓力源多半激烈而短暫。當然，偶爾程度之巨也足以造成母雞瞬間死亡。」換句話說，核心地母雞的日常生活固然有其分內的壓力源，可令心臟狂跳，但是母雞能夠迅速有效地動員體內複雜的壓力反應系統，以維持整體的平衡。牠們極少遇上應變穩態超載。

當我描述阿肯色雞蛋農場的住宿情況時，莫丘恩了解地點點頭；他過去跟家禽研究者的合作研究，使他十分明白那種擁擠環境。他提出假設，相對於偶爾經歷戲劇化的威脅（如馬路對面的母雞碰上的），阿肯色母雞承受的是無數件長期性、低程度的壓力，不停地消耗牠們的腎上腺素、大腦、循環系統及對壓力產生反應的所有生理元素。後果必然是應變穩態超載，以及長期的健康受損。

我回想待在高密度雞舍中令人窒息的短短幾分鐘，那一切現在都清楚了。

雞舍裡的母雞受到保護，沒有老鷹、暴風雨，也沒有讓雞摔下來的棲息槓，更沒有孕育螞蟻、寄生蟲的泥土。當然，母雞也沒有足夠空間可以互相追打，而且嘴喙已遭修剪，永遠不可能啄死同伴。可是，我可以同時輕易列舉那裡所存在的慢性壓力：惡劣空氣與高度阿摩尼亞造成鼻竇炎、羽蟎引起發癢（這種緊密空間很容易散播羽蟎，既無沙浴又無清理羽毛的尖嘴，雞束手無策）、太擠（而且沒有安靜的棲息箱或棲息槓可去）造成失眠、缺少活動引起肌肉痙攣與骨質疏鬆。

而且，雖然這些母雞經過喙尖修剪，避免遭受惡意攻擊的可能，但是研究指出，就算很小的時候就施行這項手術，還是可能造成慢性疼痛及幻肢症候群，因為雞的喙尖具有雙重功用：既是嘴，也是手。

這些條件在生理上就夠折磨人了，莫丘恩及同事已經發現，過分擁擠產生的一些最嚴重的壓力源，可能反而落入社會情緒的領域。住在人口密集城市（如紐約曼哈頓）的居民，往往會感覺極端寂寞，同樣地，當母雞被塞在一起，無法形成一個小而互相凝聚的社群，也會出現社會隔離感。莫丘恩還提到，缺乏主控權也是一種壓力來源。這一點，就是動物福利專家所謂的「行為自由」的喪失。

任何一種動物，要是得不到機會從事自然的行為——對母雞而言，包括棲息、沙浴、覓食、追逐、聚眾八卦——就傾向於產生應變穩態超載。

邁可和卡爾：U形曲線的兩端

我在阿肯色州和洛克斐勒大學所學的東西，運用到卡爾和邁可身上並不難。卡爾經常面對可能會啟動應變穩態反應的挑戰：向一屋子人做報告，臨機應變為走下坡的公司思索解決方案，面對讓人哭笑不得的青春期孩子，或是在健身房跑步，都可能導致肌肉緊張、括約肌收縮、脈搏加速。但是，跟核心地母雞經歷的壓力類似，卡爾的精神壓力強烈卻短暫。他的應變穩態反應遭到啟動，然後迅速關上，不留痕跡。

在莫丘恩看來，卡爾的日常經歷屬於他所謂的壓力「U形曲線」的健康面。壓力荷爾蒙短時間驟升，不但沒有害處，反而要比完全沒有精神壓力來得好。為了說明他這條U形曲線所代表的意義，莫丘恩舉了一個自己的例子。「假如我即將站在眾人面前，卻沒有感到某種程度的緊張，那麼演講品質就值得擔心了。而同樣值得擔心的是，我已經講了二十分鐘卻還在緊張。」

我了解了，邁可跟卡爾不一樣，他總是處於緊張狀態，整天待在U形曲線（不健康）的另一端。他的壓力源都是低度、長期的：睡眠不足、時差、生活過於靜態、飲食不健康、坐在桌前和飛機上太久而引發下背痛、不受兒女和同事尊重、感到與社會隔離。他心頭還壓著另一個重擔：覺得自己選擇有限，生命缺乏有意義的目標。

莫丘恩解釋，這種感覺對人的破壞性和對雞如出一轍。不論導火線是什麼，待在U形曲線的不健康面，不斷啟動「戰或逃」的反應，可能會導致應變穩態超載及慢性疾病。這點解釋了為什麼邁可的免疫系統無法適當應付H1N1流感病毒，為什麼他最後住進醫院。這點一樣能解釋很多他過去的身體毛病，從胃潰瘍到痔瘡——那些問題都引誘醫生去分別治療，採取細分以征服的手段，卻沒想到去打倒潛伏的病因。

生產力悖論：你要選擇短視近利，還是長期獲利？

當我從阿肯色回到家，開始看我的筆記時，一個細節跳了出來，我感到跟全貌相左。艾許莉和農場包裝廠經理羅伯特．希金斯都提到，室內高密度養殖的母雞，平均每年下蛋率比草場母雞高百分之二十，而且雞蛋大得多。既然我已經學到壓力U形曲線，也就是偶發的短暫壓力比長期壓力對生產力更有助益的結論，然而這項資料卻令我困惑。

阿肯色蛋雞怎麼會比應變穩態問題較輕的母雞下更多、更大的蛋？畢竟，動物福利相關文獻多數都將生產力列為動物福利的一個關鍵指標。

我無法忽視經濟產出上的差異，說它只是選種的結果。因為如前面所說，考克斯父子在兩個蛋場採用的是相同的雞種 Cinterion（白色來亨跟洛島紅的混種）。這也無法以飼料解釋，因為所有的雞都吃相同的有機糜狀飼料。還有，我很快就明白，這個傾向不限於考克斯的雞蛋，而是全國皆然。

二十世紀中期，美國大多數蛋雞都在小農場上以草場飼養，每隻母雞平均年產一百個蛋。相較之下，今天標準的籠中母雞，集中養殖在規模漸增而總數漸降的設施中，每年平均產蛋三百個，蛋的重量超出一九五〇年代至少三分之一。

我想起考克斯在辦公桌面滾著他想像中的金雞蛋。他可是一個講求經濟效益的認真生意人，而且真心喜愛核心地的草場母雞，不顧較低的下蛋率。我知道我一定漏掉了什麼。會不會著眼於雞蛋大小和每年下蛋總數，並非評量生產力的正確方式？我需要再調查清楚。

我打電話給歐海爾，他剛好又在雞舍裡。背景的聲音我現在聽得出來，是草場雞滿足的咕咕叫聲。歐海爾對於生產力的這點矛盾有兩層解釋。第一，他說，跟枯燥無聊有關。

「那些阿肯色母雞整天除了吃，沒有其他更好的事情可做，」他說。我記得牠們怎麼圍向我的鞋套，我可以想像，要是沒有訪客出現，母雞所有的啄食精力都集中於吃穀子。這跟我們感到焦慮、無聊、不想動的時候做的事情一模一樣：去冰箱裡找吃的作為安慰。草場飼養的母雞卻大不相同，吸引牠們注意力的東西多得是。牠們忙著追逐、覓食、沙浴、棲息，以至於有時甚至跳過一餐，而且牠們消耗的熱量絕對比較高，且不論進食多寡。每天攝取較多熱量而運動較少的懷孕婦女，生出的嬰兒個子較大，同理可知，母雞跟雞蛋也一樣。

歐海爾還解釋，人工控制的雞舍環境可讓雞農誘騙母雞多產。在草場體系中，母雞的生產規律跟太陽和季節合拍，然而一旦母雞的活動受限於室內，如阿肯色蛋場，就可操作給光時間，誘導下蛋時間提前、下蛋頻率增加。

了解整個情況，我才開始明白，阿肯色蛋雞並不像我原以為的那麼有生產力。首先，牠們只吃玉米飼料糊，而核心地蛋雞則有部分熱量來自蠕蟲、草籽以及草場上找得到的任何食物。隨著燃油、玉米價格節節升高，製造每一個室內雞蛋的成本也將開始爬升。既然在沃爾瑪銷售的雞蛋賣價不及核心地的一半，可以想見考克斯為什麼對他的新蛋場那麼熱衷。

然後，假如我們把每個雞蛋的營養價值列入考慮，那麼等式的兩端真的要倒過來了。擁擠的室內蛋雞絕對是以量取勝，犧牲了品質。研究顯示，只吃飼料糊、少活動的母雞所產的蛋，營養低於在戶外覓食、吃草吃蟲的母雞所下的蛋。這些研究提到的特定營養包括維生素D、A、E，以及omega-3脂肪酸。

滋味則是另一個重要因素。雖然沒有公開的測試報告顯示，長期壓力下出產的蛋是否風味較差，可是相關研究顯示，遭受長期壓力的動物屠宰後製造的肉類，滋味、口感、營養成分都居次。我們可以猜想，雞蛋也是如此（在我的廚房進行的非正式品嘗實驗中，草場雞蛋總是占上風）。

蛋殼的品質也是個考量點。能自行覓食的母雞會攝入更多的維生素D和甲硫胺酸（分別來自陽光和蠕蟲），兩者正好對應上蛋殼的硬度。所以，雖然阿肯色母雞可能產蛋多，核心地的蛋進入超市架子的機率卻更高。

參觀考克斯雞蛋包裝廠時，我問經理希金斯，為什麼地上到處是破碎的蛋。他在分級機、裝盒機哐啷作響聲中提高聲音，告訴我今天是阿肯色雞蛋日。「核心地雞蛋是哪一天裝盒，我一定知道，」他說，「因為破掉的雞蛋比較少。」

接著，還有泄殖腔脫垂問題。泄殖腔是多功能的開口，肛門、尿道口、陰道三者合而為一。每推出一個大雞蛋，母雞就有較高風險會形成一個在我眼中彷彿是特大號痔瘡的東西。更糟的是，全世界的雞顯然都有個本能，愛啄色彩鮮艷的東西，鮮紅、突出的泄殖腔自不例外。

農場工人健康也是必須插入生產力等式的另一因素。若干研究指出，在高密度環境工作的禽業員工，比其他產業都容易發生上呼吸道、下呼吸道的症狀，下肺部功能則更差。憑我待在阿肯色雞舍令人窒息的那麼短短幾分鐘，我容易相信這個結論。

短期而言，暴露在羽蟎、灰塵、內毒素、排泄氣體中，會引起更多氣喘和哮喘，長期則會導致足以致殘的肺部疾病，如肺氣腫。這種加於員工身上的成本，固然高得令人無法接受，而農場主人如考克斯父子，也一樣要負擔更高的醫療保險費以及屬於員工福利的保險自付額，何況員工殘障的比例與換工作的頻率都會提高。

我越研究，就發掘出越多阿肯色蛋場那些大而多產的雞蛋背後的隱藏成本。原來生產力（至少就多數雞蛋生產商的定義而言）在禽畜健康上，是個差勁的數值，因為完全只著眼於短期獲利，而非長期健康。最終，這種短淺的眼光不會符合蛋農、蛋場、員工、消費者——當然還有母雞——的最佳利益。

有意思的是，我經常見到同樣的短視出現在人類生產力的相關問題上。我的病人上班的公司，多是以激烈競爭為文化、六十到八十小時為一週標準工時的企業，這一切都是為了提高年獲利。病人告訴我，他們很少渡假，不敢夢想在午休時健身，否則必然被視為工作不力。

邁可這樣的病人已經接受這種價值觀，竭盡可能地抵押自身健康，就為了使工作表現與收入極大化；他們熬夜，放棄正餐，吃的是除了熱量幾無養分的食物，以咖啡因保持清醒，然後以酒精幫助入眠，而且除了抬腿上飛機、從辦公桌走到停車場之外，四肢從來不動。

然而，這麼做無法永續，遲早將導致跟應變穩態超載相關的所有慢性健康問題，包括高血壓、高血糖、過重、睡眠呼吸中止症。他們往往也會受到憂鬱症、焦慮症困擾。

難怪，最新研究已顯示，工作狂的工作方式，對企業跟個人一樣不健康。榨盡員工精力，會直接對上較差的工作表現，最終等於財務效益降低。這些發現已經促使具有前瞻性的企業（如谷歌、臉書、皮克斯、Zappos、Patagonia）提供員工更多機會放鬆、運動、社交、追求工作外的興趣，外加給予更多病假日。

強化可塑性，減輕壓力帶來的傷害

假使你問莫丘恩，邁可這樣的人有沒有救，他的回答出乎意料地樂觀。他的研究已經顯示，當精神壓力反應得到削減，身體有些部分會顯出復原的跡象。「當然，這並不表示動脈硬塊會消失，」他又說。「可是，我們查看了海馬迴對於短期、中期、長期壓力的反應，那裡的神經元相當有韌性，縮小後還能夠復原。就連處於極端的壓力與憂鬱，神經元也只是縮小，並沒有死亡。」

莫丘恩稱這種復原的本領為「可塑性」，他解釋，有些人（還有些雞）天生就較具可塑性；在某種程度上，可塑性是基因決定的[2]。但也有不小的部分來自表徵遺傳，也就是不含於DNA之內的終身影響，如嬰兒期乃至於子宮期的經驗。

比方說研究者發現，幼年時受到母親舔舐較多的老鼠，和不曾得到舔舐的老鼠相比，表現得跟母親較親，壓力與情緒反應較緩和，認知能力下降較慢，而且壽命較長。

研究者如今知道，人類也很類似：早期創傷會對應付生活的能力有負面衝擊，影響及於一生；另一方面，嬰兒期得到關愛則能產生真正的可塑性，儘管日後可能面對嚴重的壓力源。雖然生命早期具有關鍵性的影響，莫丘恩相信，靠著選擇特定的行為與生活方式，在生命任何一個階段我們都能強化可塑性。

2 某些對偶基因或遺傳變異，會使人先天較易焦慮及憂鬱，而他種DNA編碼，卻可能使人在這方面更具韌性。

「你知道，我覺得什麼東西很有意思嗎？」他說，彷彿即將分享一個手裡的新法寶。「五、六十歲患有憂鬱症的人，要他們每天運動一個小時，你猜會發生什麼事？他們的前額葉皮質血流增加，記憶力也變好了。經過結構性核磁共振攝影的檢查，發現他們的海馬迴（大腦記憶中心）也變大了。」

「你知道，甚至更有意思的是什麼嗎？」他又說，身體在椅子裡往前傾。「患有長期焦慮症的成年人，讓他們接觸正念課程之後，杏仁核（大腦恐懼中心）就縮小了。」

我問莫丘恩，他覺得抗憂鬱藥物在應付壓力與保持應變穩態上，可以扮演什麼角色。他解釋，雖然研究顯示這些藥物也能強化可塑性，但是要真正見效，得跟朝正向變化的生活方式結合，例如：行為治療、冥想、運動增加、飲食改變，還要建立一個他所說的「正面環境」。

「在負面環境裡，抗憂慮藥物不能發揮效力，」他隨後又說，「藥物反而可能使事情更糟，把人推向自殺的路。」

家禽也有可塑性

我在跟歐海爾最後一次交談的時候，明白了雞也表現出可塑性。他告訴我，他指導打算成立草場放養蛋場的農夫時，常建議他們以「枯竭母雞」作為「輔助輪」[3]。枯竭母雞是在雞舍經歷了一個週期（六十三週）的母雞，由於牠們不再被認為適合生產，因此下一站往往是做成寵物飼料。

當這些母雞第一次被移到核心地那樣的草場環境時，經常躲在角落，看來跟制式雞舍裡被壓力壓垮的母雞沒啥不同。可是牠們不久就開始出門探險，加入歡欣追逐的姊妹淘。

「給牠們一點陽光、戶外遊戲、社交的機會，這些母雞的生產力能夠恢復百分之八十，而且至少可以持續三十個星期。」歐海爾說。我的腦中出現一隻跳舞的母雞，牠的海馬迴漲大如一顆成熟的李子，而杏仁核縮小到看不見。

既然早期生活經驗能夠對壓力反應造成一輩子的影響，我問歐海爾，他的草場母雞從

3 譯註：兒童用自行車，於後輪側面加裝的兩個小輪，避免翻覆。

哪兒來。

「我們忙蛋雞都忙不過來，所以不想接手繁殖的事。」他回答。他新孵的小母雞來自美國兩大孵育場之一Hy-Line，這兩家廠商供應全國所有蛋場超過百分之九十的雛雞（可跟一九三〇年代相比，當時美國的孵育場共有超過一千三百家）。換句話說，同一來源的雛雞，而且是同一品種，既用在巨型的室內蛋雞場，也用在許多小型的草場放養農場。此外，多數蛋農，甚至包括草場放養蛋農，將雛雞養在室內雞舍十七個星期，等到它們成長為下蛋母雞時，才放出戶外草場。

我告訴歐海爾，幾個星期前我跟法蘭克・瑞斯的交談。瑞斯是堪薩斯州一位祖傳家禽農夫，他告訴我，他自己孵小雞，自己養蛋雞，從出生的第一天起牠們就待在草場上。他還飼養祖傳火雞及其他肉禽，他視自己的農場為真正的永續農場，因為家禽全在農場上繁衍，毋需外來輸入。

「有這樣的農夫，我覺得好極了，」歐海爾回答。「可是他只能養幾個人。這個世界很大。」

我掛上電話，最後這次談話讓我感到有點氣餒。歐海爾以及有志一同的農夫，做得比大多數農夫好太多了，他的雞蛋好吃極了。可是我依然忍不住要想，每打雞蛋七塊九毛，要是下蛋的雞一生都在草場生長，而非局限於開始下蛋之後豈不更好。

可是，事實擺在眼前，Hy-Line 和 Centurion 這類龐大企業，能夠以較低的成本繁殖、孵化小雞，這是活力農場怎麼也比不上的。如果作為消費者的我們也開始要求草場放養的雞蛋，都來自於本身即出生長大於草場的母雞，那麼七塊九毛的盒裝蛋一定要加價不少。我們願意付什麼樣的價格，以保證我們的蛋雞一輩子都在草場上生活呢？

我一邊思考這些問題，一邊注意到自己開始感到壓力。

向母雞學習有效減壓技巧

參觀了考克斯蛋場之後不久，我打電話給愛麗絲・竇瑪（Alice Domar），哈佛的一位壓力研究者。她寫了許多關於壓力管理的書籍和文章，而且在麻州沃爾瑟姆創辦了一家身心健康中心。我對莫丘恩所說人類可塑性印象深刻，我想請教竇瑪，有沒有特定的活動可以降低慢性壓力、重建應變穩態、養成可塑性。她最近剛完成的一項研究顯示，身心支持團體能幫助不孕婦女受孕。

「你不能只告訴人放輕鬆，」竇瑪說。「很明顯，那不會有效果。」

我問她，指導人放鬆、教導呼吸技巧的課程又如何。聽起來她對這些也一樣不相信。「對大多數人而言，」她解釋，「他們焦慮程度太高，坐在一個房間裡深呼吸得不到多少效益。你得給他們一整個工具箱的技巧，讓他們去選能奏效的工具。」賨瑪相信，像精神壓力這樣多面向的複雜性問題，需要多面向的複雜性解決方案。

打開賨瑪的工具箱，裡面每一樣都很眼熟，都是我在卡爾身上和核心地母雞那裡見到的技巧和行為。當我問莫丘恩如何重新擴大海馬迴的神經元，並且縮小杏仁核的神經元時，他提出的方法也幾無二致。

工具一：加入雞群，建立連結

芝加哥大學的神經科學家已經表明，寂寞會使皮質醇上升、免疫功能下降，並引起本章前面討論過的所有其他生理反應。那麼，我們如何制衡寂寞？有意思的是，一天跟多少人打交道並不重要，重要的是你感到自己跟他們的連繫有多緊密。

我有些病人生活似乎相當孤獨，卻自覺跟社區緊緊相連；而另外有些病人，例如邁可，身旁雖有同事有家人，卻感到很孤立。虛擬溝通（透過網路）能夠加強個人的連繫，但是不能作為替代，而且有時反而會加深隔絕。

下面是寂寞的一些解藥：

◆ 尋找同好團體。如果你熱衷戶外活動，the Sierra Club是我個人偏愛的團體之一。如果你是手巧的DIY族，互助性質的工作室、技術工作坊都是好選擇。
◆ 加入球隊，或為某個慈善目標跟別人一起鍛鍊身體，如為關節炎健走、為愛滋病、乳癌健走、血癌長跑。
◆ 參加宗教或心靈團體。
◆ 發揚一種政治或社會主張。
◆ 加入支持團體，讓團體協助你以正面變化來改善慢性健康問題。戒酒無名會、關節炎自我管理組織、減重管理組織都屬於這一類。可以上網尋找符合興趣的本地團體。
◆ 為本地的組織做義工，如學校、圖書館、公園、老人護理中心、流浪動物收容所、社區義診點、食物發放站。可參考全國性網站 Volunteer Match. org，上面是按興趣分類列出美國各地義工機會。
◆ 每天抽時間跟人談談兩人共有的興趣或經驗。可以簡單到一本書、一種運動或一部電影。即使只是很小的一個正面連繫，一天累積下來，也會讓你對自己跟他人都感到更愉快。

如果你對於打造正面關係感覺挑戰極大，或者覺得自己跟別人的互動很負面，那麼我推薦你參加社交情緒的學習課程。它會教你如何跟人更好地溝通。我尤其欣賞盧森堡博士（Marshall Rosenberg）的非暴力溝通訓練，在全球各地都有開課（www.cnvc.org）。若是夫婦或情侶，我推薦強森博士（Sue Johnson）以情緒為主軸的治療（www.iceeft.com）

工具二：提高行為自由度——

有成千上萬種自助書籍和網上工具可以幫助你掌控自己的生活，增進生命的意義感。在一個理想世界裡，每個人都能避開令人感到無力或渺小的工作和人際關係。即使處在最險惡的環境，也有若干步驟可以改善現況：為自己訂立實際可行的目標，跟他人溝通這些目標，每天運動，抽時間照顧自己、愛自己。

認知行為治療是一種短期、具針對性的治療方法，能夠幫助你了解，自己的想法和感受跟某些行為有直接關聯。認知行為治療已經證明可以協助解除焦慮感、加強個人的主控感。當你選擇認知行為治療師的時候，要確知對方受過相關正規訓練。

古老的觀想靜坐技巧，如冥想、瑜珈，也已經得到證實能夠增進自尊，逆轉精神壓力帶來的慢性負面效應。有一篇莫丘恩寫的論文，說明了這些方法是在修習慈悲心、同理心，而這兩種正面情緒對於縮小杏仁核（焦慮中心）及擴大海馬迴似乎扮演關鍵角色。有研究顯示，長期的正念修行者比起偶爾抱佛腳的人，擁有更高的可塑性，因此不令人意外。

工具三：經常追逐、常做沙浴——

莫丘恩告訴我，運動會使神經元復甦（尤其是海馬迴的神經元），還能改善神經細胞的存活率。不過有個但書：運動必須出自志願，而且是個享受。

要是運動出於被迫，大腦不會有正向的變化。每天運動除了能保持健康的體重與良好的心血管功能，還有一個額外好處：提升自尊，從而降低壓力感。

工具四：晚上好好棲息——

研究顯示，剝奪睡眠會在大腦中產生跟長期焦慮與憂慮相同的效應。當然，這點不易分析，因為三者互有關連。但無論如何，好好睡一覺，對於抗壓絕對是關鍵。你要確保自己有一個固定的入睡習慣，有一個安全、安靜的入睡地方。想避免凌晨三點醒來，就要每天運動，別碰酒精和咖啡因，不要臨睡前進食，確保自己的藥物不會擾亂睡眠。

最重要的是，不要為了擔心自己睡得不夠而感到有壓力！研究顯示有些人闔眼六個小時就夠了，有些人則需要更多時間。如果睡眠是個問題，要請教專業醫師。

工具五：在砂囊裡裝進正確的食物——

壓力透過荷爾蒙和神經傳導物質影響我們的飲食習慣。感到壓力的時候，我們想吃高脂肪、高糖分、高熱量的食物——垃圾指數越高越好。近期也有研究顯示，吃這些食物的時候，腸道會分泌安慰物質，如內源性大麻素，因此製造了一個完整的回饋圈，驅使我們每次感到緊張、焦慮，就選擇同樣的食物。

很明顯，我們這種本能合乎短期需要，可惜對長期健康有害，因為多餘的熱量（以及糖分、脂肪的氧化效應）會促成胰島素升高、發炎增加，還有所有其他跟壓力有關的慢性健康問題。

在拒絕過油、過甜、過鹹、過度加工的食品之外，有沒有什麼好食物是我們能吃的，並且具有慰藉作用？甚至，有沒有哪些食品可以乾脆使我們不感到壓力？在這方面的研究結果相當有限，因為參與的變數太多，很難明確判定特定食物或食物群在降壓上扮演的角色。以下建議按照現有知識可以說得通，但尚未經過設計完善的研究證實。

◆四種胺基酸：色胺酸、苯丙胺酸、左旋麩醯胺酸、酪胺酸，都有重要任務，可協助大腦產生拒斥壓力、改善情緒的神經傳導物質，如血清素、正腎上腺素、腎上腺素與多巴胺。那麼富含這幾種胺基酸的食品，或許能增進血液與大腦裡這些重要基礎材料的含量。

有意思的是，雞蛋（尤其是蛋白）和雞肉是這四種胺基酸的良好來源，而母雞愛吃的幾種食物也是牠們的良好來源：種子、堅果、全穀類。沒錯，蛋白質豐富的蠕蟲、甲蟲順理成章地提供了這四種胺基酸。

◆富含抗氧化物與 omega-3 脂肪酸的食物，能協助神經發揮功能，也能抗衡發炎作用，協助預防壓力引起的衍生疾病。雞四處覓食所吃的綠色草葉，是這兩樣養分的一流來源；對人類來說，綠色葉菜同樣是很好的食物。

抗氧化物的另一個強力來源，是各類香料和香草植物。巧的是，根據一項研究，草場蛋本身就能提供不少抗氧化物與健康脂肪，維生素A含量比一般的籠養雞蛋多出百分之六十六，維生素E多三倍，β胡蘿蔔素高七倍，而omega-3脂肪酸則高了兩倍。

維生素D不足跟多種慢性健康問題相關，包括糖尿病、心臟病、憂鬱症。只靠膳食來吸收維生素D並不容易，但是草場雞蛋（尤其是蛋黃）卻是最好的來源之一，一個蛋就大約送來每日建議攝取量的百分之四十。

◆ 說起香草植物，阿肯色大學法葉特維爾校區的家禽學研究者傑睿．賀芙（Gerry Huff）做了一連串實驗，顯示日復一日的持續壓力，也就是應變穩態超載，能使母雞碰上病毒、細菌或其他入侵者（包括癌細胞）時缺乏抵抗力。

她告訴我，她的實驗室正在研究的一種印度草藥方「Stresroak」，似乎能幫助實驗裡的雞隻減輕壓力。她很大方地把草藥成分給我。我發現裡面有三種也是我行醫時治療人類相同症狀所用的藥草，因此十分高興。

下表列出的成人用法、劑量，已先諮詢過我最喜愛的草藥教授多格醫師（Tieraona Low Dog）。這些配方通常很安全，不過一定要得到醫師允許後才可服用。

藥草名	劑量	製備
紅景天（Rhodiola rosea）	每日一百～五百毫克，分二到三劑服用	標準含量為三～六％純肉桂醇（rosavin）及至少〇．八％紅景天
南非醉茄（Withania somnifera）	植物根，每日一～六克；或者萃取物，每日一千～一千五百毫克	標準含量為二．五％睡茄內酯（withanolides）
神羅勒（Ocimum sanctum）	每日八百～一千二百毫克，分為三劑服用	標準含量為二．五％熊果酸（ursolic acid）

後記

邁可在流感復原後，有好幾年應變穩態超載依然破表，時不時就出現在我的診所，症狀都和壓力有關，從胃酸逆流、乾癬到痔瘡，不過，他似乎不想或者不能看到問題的根源。

然後，最近一個春日，出乎我意料之外，他第一次來做預防性的檢查。他告訴我，事情糟到他終於要求跟老闆見面，提出減少出差、兩週休一天假的建議，自願削減福利作為交換。令邁可驚訝的是，老闆接受了他的要求，甚至對他這麼做有些敬意。有意思的是，這些改變成了催化劑，引發更多新變化。

邁可開始運動，更常在家裡用餐，中午吃的是自家準備的午餐。不久，他注意到痔瘡、皮膚都有進步，睡眠比較正常。當他在診所站上磅秤，他很高興發現體重減了十磅。「奇怪，」他說，「我工作的時間比以前少，賺的錢沒以前多，不再累得半死，可是我覺得每天的生產力比以前高得多。」

聽到邁可這麼說，我想起跟安．法娜緹寇（Anne Fanatico）的交談。法娜緹寇是阿帕拉契州立大學的永續農業教授兼草場放養家禽專家，也是艾許莉的朋友。我打電話給她，問她如何定義生產力。

「我們知道雞蛋數目不可能是唯一的測量值，」她說。「事實上，動物福利提倡者說，如果母雞每年下蛋超過兩百五十個，對母雞不是好事。」法娜緹寇接著提起許多我之前列舉的因素，說這些都是討論生產力時的重要考量，如員工的健康、雞蛋的品質、輸入的能源等等。

「那有沒有人在研究怎麼定義生產力？」我問。

「當然有，」她說，耐心地笑了起來。「這就是整個永續農業運動的真正核心。大家各有不同的描述方式，有的稱之為「三重底線」，有的叫它3E：equity（公正），economy（經濟），environment（環境），也有的說是3P：people（人），planet（地球），production（生產）。但是，關於永續，最終我們是在看一張納入一切錯綜交織因素的長長清單。」

於是，又來了，一個我才開始從複雜性角度去理解的觀念，卻發現法娜緹寇和其他生態農業家原來早就想了好多年。

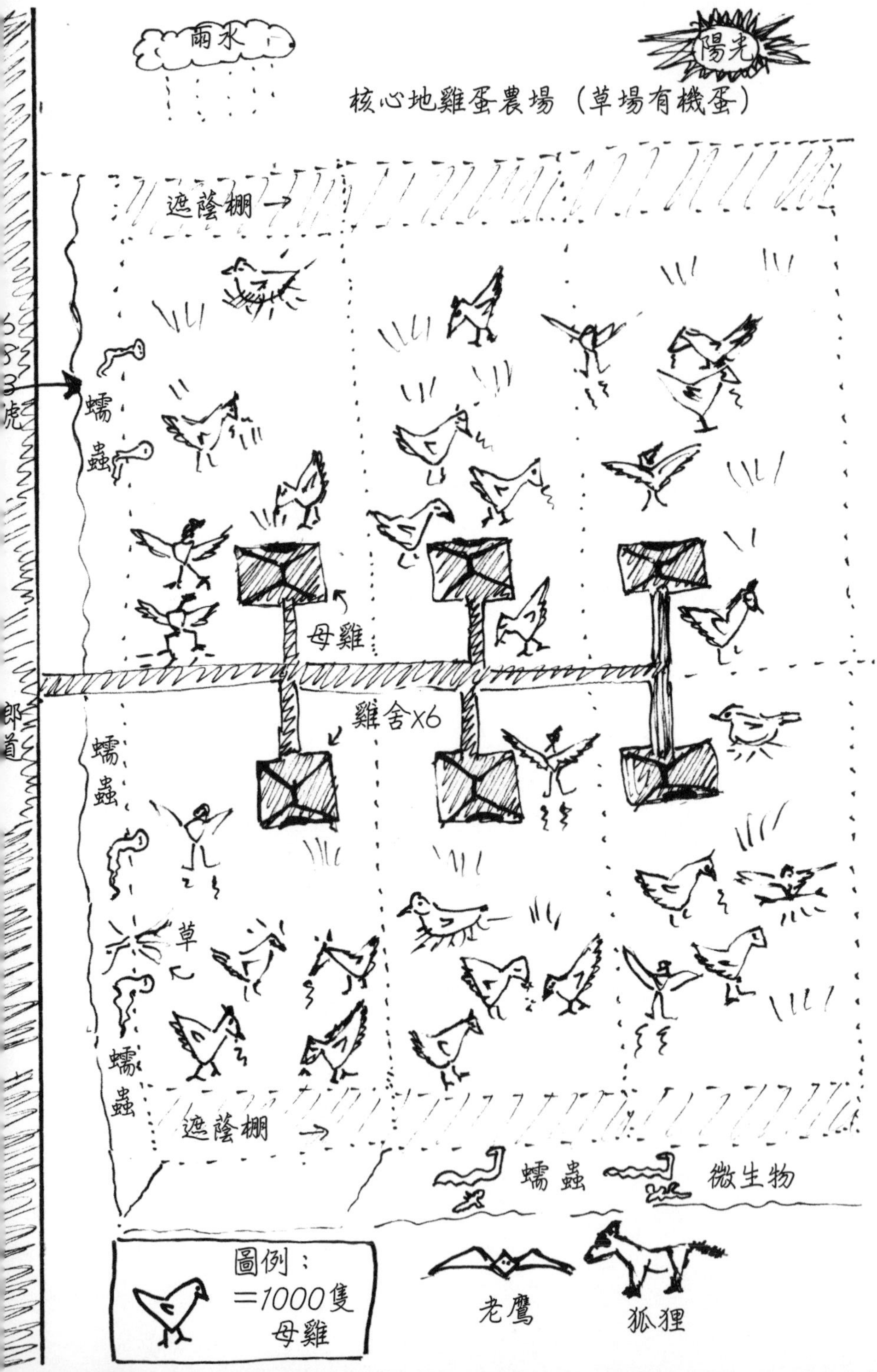
雨水
陽光
核心地雞蛋農場（草場有機蛋）
遮陰棚
蠕蟲
母雞
雞舍X6
蠕蟲
草
蠕蟲
遮陰棚
蠕蟲
微生物
圖例：
＝1000隻
母雞
老鷹
狐狸

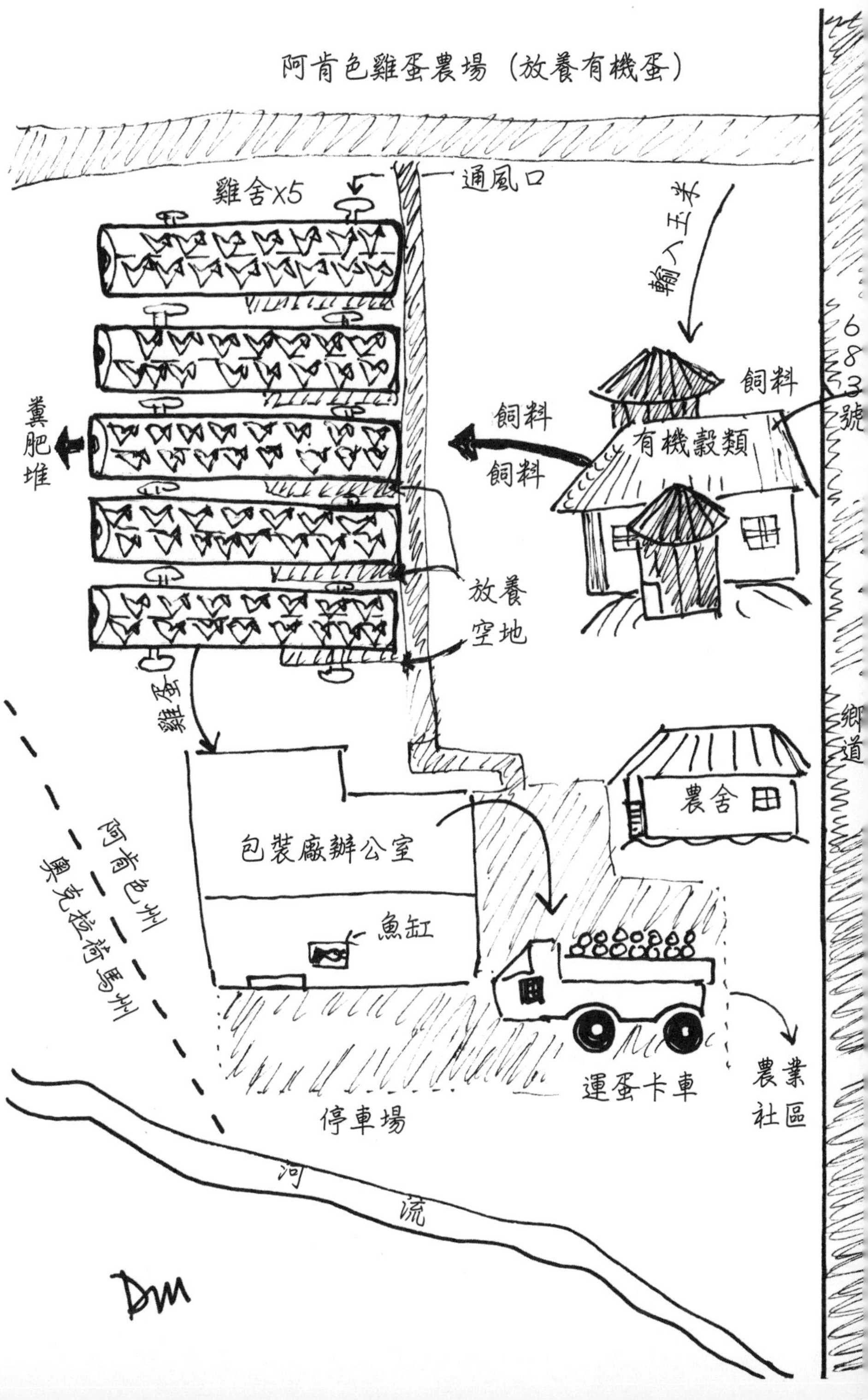

阿肯色雞蛋農場（放養有機蛋）
雞舍X5
通風口
輸入玉米
飼料
飼料
飼料
有機穀類
6
8
3
號
糞肥堆
放養
空地
雞蛋
鄉道
農舍
包裝廠辦公室
阿肯色州
奧克拉荷馬州
魚缸
運蛋卡車
農業
社區
停車場
河
流
DM

第四章

葡萄園害蟲治理，癌症治療的新啟發

書記酒莊
加州索諾瑪

癌症在大家的心目中，是令人恐懼的入侵者，
必須在它殺死宿主前予以殲滅。
但癌症或許更像田裡的害蟲，或多或少總是會存在，
不至於多到毀掉農作物。
從這種觀點來看，
癌症是必須加以控制的長期挑戰，
偶爾才需要逼它撤退。

分裂原子、送人上月球所需的那種密集而專注的努力，現在是該轉向的時候了，美國應該以同樣的努力來征服癌症。

——一九七一年七月，尼克森總統國情諮文

這是環境覺醒……我們不再傲慢地自以為可以主宰周遭一切而不會滅亡，取而代之的是，我們需要跟自然建立合夥關係，在行動上廣泛改革，動員力量保育資源，控制汙染，規畫、預防環境問題的出現，更有智慧地管理土地，留存野性天然。

——一九七二年二月，尼克森總統致國會特柬

在農場待過的後果之一就是，我開始注意到，病人在討論身體上的問題時，會使用很多耕種隱喻。譬如我見到達娃才幾分鐘，她就問道：「難道不能把它連根拔起，或者用除草劑之類的東西消滅它？」

她指的是自己食道裡最近發現的癌前期病變細胞。

達娃五十來歲，身材不高，精力充沛。她處理事情慣於快刀斬亂麻，不給問題孳生壯

大的機會。她受胃食道逆流的困擾多年，儘管同時並用多種方式試圖減輕日常症狀，但都效果不彰。她不碰禁食單所列的一切食品，包括咖啡、巧克力、辛辣物（她的最愛）、酒精飲料；她把床頭墊高；她服用制酸劑 Tums 無數次之後，終於改用更強力的制酸劑，包括質子幫浦抑制劑（PPIs）。每種療法或多或少有些效果，然而症狀從來不曾完全消失。

終於，她去諮詢一位腸胃科醫師，做了全面檢驗，其中之一是消化道內視鏡（簡稱胃鏡）手術：透過口腔插入內視鏡至下食道，檢視組織並取得切片。達娃第一次來看我時，帶著令她煩惱的胃鏡檢驗報告，裡面說她的下食道有一段表面細胞的結構和功能都出現變形，不再是該部位正常細胞的灰白色發亮鱗狀，卻呈肉紅色粗粒狀，更接近胃和小腸的常見細胞。

一般而言，百分之一到百分之六的人口會出現這類DNA與細胞結構同時出現變化的現象，稱為巴瑞特氏食道症（Barrett's esophagus，以第一位發現這個現象的奧地利外科醫師巴瑞特為名紀念）。巴瑞特氏食道症可能是食道應付多年暴露在胃酸下的自發變化，通常被視為癌前期病變，每年兩百個確診病人裡，有一人會發展為食道腺癌——食道癌中最常見的一種。

雖然食道腺癌相對來說仍屬罕見，但是自一九九〇年代以來，成長率幾乎勝過所有其他癌症。專家認為西式生活（包括飲食、環境接觸）也許是統計數字背後的成因。

達娃告訴我，她自認遇事冷靜、做事向來有板有眼，但是「癌」這個字眼（儘管後面跟著「前期病變」幾個大字）弄得她心慌意亂。最令她驚恐的是，腸胃科醫師告訴她，現有醫療方法尚未證明可以逆轉巴瑞特氏食道症的進展。就連她手上那些阻斷胃酸分泌的處方藥，也尚未證明有顯著效用。他能建議的只剩下嚴密監控，也就是定期以胃鏡做切片檢查，確保她不會成為少數演變為癌症的不幸患者。

那位醫生要她別採取行動，只靠長期觀察等待，另外檢查方式既昂貴又不舒服，還有風險，這樣的建議使達娃「嚇得失魂落魄」（她自己的說法）。她感到喉嚨裡彷彿進駐了某種野草，或外太空來的異形害蟲。她希望能趕盡殺絕。

癌症治療不只是打地鼠遊戲

就當今癌症治療的文本來看，達娃的要求相當合理。事實上，「切除」與「下毒」兩個法子，基本上已道盡癌症專科醫師治療早期與晚期癌症的標準手段。碰上食道，這兩種標準療法卻發揮不了大用。

壁薄如紙的一條纖細管道，位處在氣管和心臟之間，後面就是脊柱，很容易發生穿孔、過狹，因此任何外科醫師都會告訴你，沒有幾種手術比切除全部或部分食道的死亡率更高。難怪達娃感到運氣實在太差，她的癌前期病變出現在這麼一個器官上，剛好無法承受癌症一般治療手段的全面武力。

不過，西雅圖佛雷德·哈金森（Fred Hutchinson）癌症研究中心的腸胃科醫師布萊恩·瑞德（Brian Reid）卻有不同看法。瑞德研究巴瑞特氏食道症與食道癌多年，他認為食道的脆弱使研究者、醫生和一般大眾不得不面對醜惡的真相，而那恰是韌性強的器官（如肺、大腸、乳房）一直容許大家逃避的事實。真相是，趕盡殺絕的所有努力都沒有用。

一個夏日，我打電話給瑞德談他的研究工作，我運氣不錯，正好碰上他看診跟實驗間的空檔。

「我們可以動手術，可以用化療攻擊癌症，可是整體來說，癌症治療是四十年的挫折。就像打地鼠遊戲一樣，你在身體的一個地方把它打下去，最後它會從另一個地方冒出來。」從一九七一年至今，儘管數十億美元已經投入研究，多數惡性腫瘤的死亡率卻沒有動搖（有些甚至上升）。一九七一年是尼克森總統簽署國家癌症法案、呼籲「對癌症宣戰」的那一年。

這些令人發冷的統計數字背後，瑞德解釋，是科學家跟民眾對癌症的誤解。「現在我很清楚的一件事就是，」他說，「癌症的每一步都是動態的、難以預料的演化，突變細胞會和周圍正常組織進行多層次的互動。然而，癌症醫療界的絕大多數人士視癌症為一個相當靜態的事件，認為是腫瘤就是突變細胞脫離了控制，它除了分裂，並沒有其他變化。你知道，當它是靜態的，我們的日子比較好過。至於它其實是動態的，而且病人不斷死亡，數字跟以前沒有差別，這一切事實就當作不可避免的連帶作用好了。」

瑞德接著列舉三大理由，說明他為什麼反對癌症醫療的標準手段。第一，化療會增加抗藥性細胞的生長。以達爾文的物競天擇論為依據，他說，脆弱的細胞在治療中死亡，騰出空間給強壯的細胞，後者開始複製，再度占據空間，而且力量更為龐大。最終，這些生存下來的細胞將往外擴散，在他處形成致死性的癌症轉移。

第二，目前用來判定某種癌症的嚴重性及其治療法的標準遺傳分析，並沒有考慮惡性細胞會不斷在跟周圍組織互動。換句話說，即使兩種癌細胞的DNA輪廓幾乎完全相同，行為卻可以大不相同，決定條件在於當時當地的環境因素，如酸鹼值、氧含量、葡萄糖濃度。

最後一點，癌細胞的切除反而會造成另一組新問題，因為外科醫師很容易在主要腫瘤邊緣不小心留下幾個惡性細胞沒拿掉，或是忽視顯微鏡才看得到的早期轉移——癌症界稱之為「微轉移」。

「所以，」瑞德說，「特別是碰上侵犯性和轉移性癌症時，我們真的需要開始採行不一樣的手段。」不過他迅速加上警告，說他研究的另類手段還在實驗階段，在沒有更多結果公布以前，不建議癌症病人放棄或偏離當前的治療方法。

人類的生理活動並非以線性方式運作

挑戰當前醫藥界盛行的癌症知識與治療方式的科學家，瑞德不是唯一的一位。跟他有志一同的人雖然只有一小撮，但是散布全球，人數正在增加，他們自稱為「整合性演化癌症研究者」（integrative evolutionary cancer researchers）。

最近他們有兩百多人一起開會，這個新規模比起二〇〇七年的第一屆會議頗令人印象深刻。瑞德形容當年的情況：「只要一場小火災，就可以讓我們滅絕。」這群演化癌症研究者涵蓋各路人馬，有太空物理學家、數學家、演化生物學家、生態學家、心理學家，甚至也有幾位癌症學家，大家團結在一面旗幟下：發展新模式以理解癌症的形成與散布。

在充滿冒險精神的這群人當中，輻射學家兼數學癌症學家鮑勃．蓋騰比（Bob

Gatenby）尤其突出，他比大多數人走得還遠。他跑到農業去尋找醫治癌症的新靈感。

蓋騰比掌管全國第一個數學癌症醫學部門，設於佛羅里達州天培市的莫菲特（Moffitt）癌症中心。在我眼中，他完全不像一個會對務農感興趣的人。臉色蒼白的他一副書生貌，更像一個整天待在室內坐著不動的人，要不是長時間在白板上解方程式，就是在醫院輻射檢驗室裡盯著片箱看片子。可是，等到我聽他講自己的故事時，我就明白了他研究癌症何以能不循傳統途徑，也明白了「對任何綠色的東西都過敏」的他，為什麼會對農業能提供的東西充滿興趣。

「我痛恨醫學院，」他解釋。「我上了十二年的天主教教會學校，醫學教育令我想起教義問答，完全只在接受教條，背誦事實。」

一九九一年，他剛完成輻射科醫師訓練，在賓州福克斯契斯（Fox Chase）癌症中心找到工作。「一旦開始接觸一種病，你就希望做出成績來。我不是學腫瘤的，反而成為優點。我坐在輻射科，看著一個又一個悲劇上演，『割掉』或『燒掉』的手段，很明顯並沒有效果。」

蓋騰比開始閱讀關於癌症的所有科學文獻，跟瑞德一樣，他得到的結論是，當前盛行的癌症控制手段有重大缺陷。二〇〇七年，當他被聘請重整莫菲特中心輻射科時，他接受了工作，但是提出一個條件，希望每週可以挪出部分工作時間創立、指導一個數學癌症醫學的「合作實驗室」，以跨學科方式來理解癌症、治療癌症。

對蓋騰比來說，有一點很清楚，他聘雇的人不能只遵循傳統的線性科學思維。「你知道，人體有太多生理活動不以線性方式運轉，」他解釋。「在一個線性體系中，如果你放進X，得到Y，那麼就可認定放進2X，會得到2Y。可是，在一個非線性體系中，得到的東西可以完全不同。我們需要一個更複雜的模式來理解人體。」

我們談話時，我手中翻著一篇蓋騰比於二〇一〇年發表的論文〈癌症化療抗藥性演化的理論量化模型〉，裡面充滿曲線圖和微分方程式，用來描繪癌細胞在人體體內的行為。顯然這傢伙肚子裡裝的數學比一般醫生多得多（後來他告訴我，他的數學大部分是自學）。

「可是，我最大的領悟，」蓋騰比說，「來自於有一天我在網上瀏覽時，正好看到小菜蛾的故事。」這種侵略性很強的害蟲最早於一八五〇年代在伊利諾州發現，後來散布到全國，然後又散布到全世界。

「這種蛾侵害包心菜，而我不愛吃包心菜，於是我的直覺反應是為牠加油。」蓋騰比繼續說。

「當然，農夫跟我想法不同。他們把人類製造得出的所有化學藥品都拿來對付菜蛾，結果牠的抗藥性反而越來越強，演化為能夠克服所有藥劑。我恍然大悟，很多腫瘤在我們體內上演的是個相同的故事。因此我開始問自己：今日的農夫怎麼對付高侵略性的害蟲？我發現，其實比起醫學界，他們很多人的思考不這麼線性化，採用的不少手段在演化更加開竅。」

農人稱這種手段為「害蟲綜合治理」（Integrated Pest Management，簡稱IPM）。[1]蓋騰比解釋，當農夫採用害蟲綜合治理法時，會將生態系統中所有動態互動都納入考慮，如害蟲、植株、土壤、空氣、天氣等等，因此作物能欣欣向榮，而害蟲和雜草則無法進犯。

農夫像山那樣思考

釀酒人安德魯．馬利安尼就是一個開竅的農夫範例，雖然第一眼不容易看出。我頭一

1　反諷的是，呼籲對癌症展開全面化學戰爭的尼克森總統，也是要求聯邦機構全面接受害蟲綜合治理之整體性觀念的同一人。

次見到安德魯的時候，我不確定他到底真是農夫，還是在扮演電影中的農夫。

我們有個共同朋友瓦倫．梅拉，瓦倫在一個新年派對上介紹我們相識——當然，這不是我結識書中其他農夫的方式。瓦倫指出安德魯，告訴我說，「他很會辨派對，也是個很懂創新的農夫。」

我看一眼這個二十來歲的人，長髮及肩，亞得里亞海式的英俊相貌，穿著窄管牛仔褲，不禁對最後那句介紹詞有些疑心（後來，我得知他曾經接受好幾本彩頁雜誌的人物專訪，但是這點對於取信於我幫助不大）。不過，那天晚上我跟他的交談，足以使我了解安德魯並不是另一個時尚寵兒，只是來踩探一下農業這門行當，一如試穿牛仔服飾最新的預洗色調。

安德魯談到他的索諾瑪郡葡萄園正在採行新的害蟲治理方式，又談到自己偏愛更簡單的歐洲老式釀酒法，經過最少的過濾，不加化學藥劑，也不使用商業釀造酵母。我喜歡他描述自己的農場——書記酒莊——的方式，不吹噓，也不粉飾。更值得加分的是，釀酒是祖傳行業，他的農夫血脈淵源久遠。因此，我決定去拜訪他。

一個星期後，我往北朝向書記酒莊開去，循一條雙線道而行，蜿蜒於幾十家酒莊的葡萄園之間。釀酒葡萄現在是加州索諾瑪郡的第一大作物。不久以前，這塊土地種的大部分是可食作物，有橄欖，也有當地馳名的 Gravestine 蘋果，味甜而辛香。不過過去幾十年間，成千上萬英畝的果樹遭到拔起，農人改種利潤更高的皮諾葡萄與卡本內葡萄，葡萄園成為主要的景觀。

書記酒莊的歷史卻與眾不同。早在一九一九年以前，這裡就種葡萄，後來由於禁酒令，葡萄園改成火雞養殖場，再後來（根據謠言）又變為大麻培植場。當安德魯跟合夥人在二〇〇七年買下這塊地時，他的使命是恢復在禁酒令前的農業功能。

當我駛過一道彎路，臥於山腹一塊凹地的書記酒莊進入眼簾，第一眼我就感到它的不一樣。顯然有一位攝影家跟我有同感。不久前，我在舊金山現代美術館的葡萄酒展上，見到一組相片，共四張，每張攝於不同的酒莊。三張看來像是酒莊迪士尼世界，只不過各有千秋：成畝的筆直葡萄藤，枝葉修剪整齊，前景有加長的轎車，還有城堡式的酒莊建築。其中一棟以羅馬時代的龐貝城為設計主軸，高大的圓柱環繞一圈。另一棟則以玻璃、鋼筋為材料，看似畢爾包古根漢美術館的縮小版。最突出的是第四張相片。裡面沒有大型紀念雕刻，只有快樂的對對男女，坐在圓丘上大樹下的木桌旁喝著葡萄酒。他們腳下的青草逐漸變為不規則的葡萄畦，藤蔓四展，一如野生。那張是在書記拍的。

安德魯在品酒室歡迎我，帶我走到圓丘，他很客氣，請我品嘗二〇〇九年份的夏多內。一月初的時分，冬日太陽斜照，射入我的眼中，我瞇起眼望向田地裡休眠的葡萄藤。一畦一畦亂糟糟的，就跟相片裡一樣，叢生的野草到處都是。

我們的交談觸及範圍極廣；我們談食物，談農業，談藝術，談家庭。他告訴我，他是在加州 Winters 鎮的核桃樹、杏仁樹中長大的，渡過快樂而有點平淡的童年。他家在鎮上經營馬利安尼堅果公司。我也得知，他不是家族中第一個釀酒人。事實上，他的克羅埃西亞祖先世世代代在亞得里亞海的維斯島上居住、耕種，當地人稱維斯島為「酒島」。

一九〇四年，他的曾祖父雅可夫移民美國，起因主要是一場根瘤蚜的遭遇戰，這種蚜蟲的破壞力特別強，在維斯島及歐洲各地的葡萄園肆虐。安德魯笑著指出這個故事的好壞兩面。要不是因為這個小到顯微鏡下才看得見的害蟲，雅可夫絕對不會離開美麗的維斯島，而兩代之後，安德魯的父親也不會遇見他的母親（她的家族來自葡萄牙）。

但是，這故事在他看來也是一則教訓——完全撇開其他作物，只種一樣東西的話，歷史可能重演。[2]

2 根瘤蚜源自北美，據說藏身於植物標本，在維多利亞世代被某個不疑有他的植物學家帶進歐洲。這種蚜蟲會鑽進根裡，宿主的根因而易遭危險的真菌侵襲，導致植株死亡。很不幸，在維斯島上種植葡萄的馬利安尼家族，跟各地單一作物農夫的命運如出一轍——他們的收成都毀於一種侵犯性病蟲害之手。

當我問他為什麼選擇在這個地點務農、製酒的時候，他變得很認真。

「好多年來，釀酒的挑戰和潛力一直很吸引我，因為我想不出任何其他食物可以提供更好的一扇窗，讓我們看到土地上真正在發生的一切，」他說，伸手指著休眠的葡萄藤。「當然，你可以照著一定的方程式去做，把葡萄扔進一端，另一端就會得到酒。可是，當你辨到讓葡萄酒真正反映出一個地方的本質時，天底下沒有更美的事情了。」

他一邊請我喝第二杯令人讚賞的二〇〇九年夏多內，一邊解釋：善飲者啜一口酒，分辨力高強的味蕾便能一一經歷影響製酒過程的全部因素：水、土壤、石頭、蟲、鄰近的植株、葡萄上天然的酵母菌和真菌，以及製作過程每個階段所用（或沒有用）的化學藥劑。

他選擇「書記」這個名字，正因為他視酒為說故事的媒介，說的是土地的故事，而他的最終目標是促成一個自然生態體系的復甦，這樣，他的酒就能講一個野性天成、令人興奮的故事。

在這裡，我又看到了一個有心追隨草場（而非工廠）規律來設計農場的人。不過，跟艾瑞克、寇迪、歐海爾不同，那三人對如何達成目標都有一個清楚的模型，而安德魯有精力、有時間，卻沒有一個特定計畫。

在書記的頭幾個星期，他清除樹叢，種下葡萄藤。然後，在一個夏日，他說自己遇上了他說的「李奧帕德時刻」——他指的是李奧帕德的經典散文〈像山一樣思考〉（Thinking Like a Mountain）。

關於射殺狼的思考，李奧帕德寫道：「我那時年紀輕，很愛打獵；我當時想，少幾隻狼，就會多幾頭鹿；那麼如果沒有狼，就會是獵人的天堂。」可是，他很快就明白，狼群所遊走的大山，看法卻頗為不同。從山的角度，殺掉掠食的狼，會引發一連串並非有意造成的事件：一開始，鹿大量出現，接下來，每一棵可食的灌木都從景觀中消失，最後，整座山散布著「鹿群餓死的骨骸，滿足人類願望的大量鹿群也死於這個願望。」這時，李奧帕德學會了像山那樣思考。

在書記的第一個夏季，安德魯很訝異，幾十條響尾蛇從葡萄園上方的山丘溜下來找水喝。他無法想像這種爬蟲有什麼好處，於是跟李奧帕德一樣，決定將每條蛇都處以斬首的極刑。可是，接下來他注意到，比一條響尾蛇偶爾滑過腳下更令人不安的是：他剛種好的葡萄園裡出現無數個小洞，葡萄幼苗在地面下遭到看不見的敵人致命地攻擊。

原來，缺了天敵響尾蛇的制衡，一隊地鼠大軍成形。安德魯立即停止殺蛇，而小苗也隨之繁茂。回顧起來，他認為這是自己有意識地實踐害蟲綜合治理的第一步。

實踐IPM，必須走透透

一個完美的仲夏日，我再訪書記，兒子艾莫與我同行。我們約好要見傑夫．威勒。傑夫是安德魯跟合夥人聘請的葡萄種植專家，書記的IPM策略負責人。傑夫坐在櫟樹下，俯身看著一疊筆記，當我們走近，他馬上跳了起來，伸手跟我結實地一握。

「你往下看，覺得自己看到的是葡萄園，」傑夫說，轉身流覽我們下方的景致，「可是我們一直在做的，其實是為這裡設計一個非常複雜的昆蟲館。」他在加州大學戴維斯校區學農藝，已在沙加緬度一帶居住多年，不過講話仍帶有一絲奧克拉荷馬的家鄉腔。

我跟隨傑夫那隻伸長的手指看了出去，從山上到谷裡，勾出一道線，列出昆蟲館的所有組成：一百五十英畝受到保護的櫟樹、本土植物的若干聚生區、菜園、自由走動的雞群和鴨群、架設在田地上方戰略性位置的貓頭鷹巢屋、葡萄藤植株本身，還有最後一個部分——排排葡萄藤之間的滿地野草。

傑夫解釋，為了生產可口的葡萄酒，他必須了解所有這些區域彼此如何相連，才能協助有益的植物、昆蟲、鳥類以及其他動物繁衍興旺，並且不讓有害生物有所妨礙。

傑夫跟我向下面的葡萄藤走去，他要我看看IPM的實地操演。這時，艾莫已經找到一個繩子結起的鞦韆，一頭綁在圓丘上面長得最高的幾棵櫟樹之一。他飛過我們頭頂，翻騰在葡萄園上空。

「這件事要做對，」傑夫說，「首先必須非常仔細地監控葡萄園裡發生的事情。這附近採用傳統農法的其他葡萄園，管理起來不費什麼力，只要一輛搖下窗子的卡車跟一台電腦就能解決了。可是在書記酒莊，你不能不下車，兩腳走的路可多了，其他葡萄園絕對趕不上。」他向我指出腳下的野草。我正站在兩排葡萄藤之間，葉菜沙拉似的各色綠草我很熟稔，它們令我想起寇迪綠草如茵的圈牧場：紫花苜蓿、苜蓿、蓍草、茴香、野豌豆、蕎麥，還有蒔蘿。

傑夫向前彎下高大的身軀，直到頭與葡萄植株齊高。

「現在你看，我很滿意，因為這些野草在吸收水分。最近下了幾場遲來的雨，太濕了，如果不由野草吸收，葡萄藤就會長得太茂盛。假如你幹的那行是葡萄葉包飯，那就沒事。可是做葡萄酒的就慘了。」

他說，在戴維斯教他的老師沃克（Andy Walker）總說葡萄藤要乾一點，要受點苦，做出的酒滋味才厚。

「潮濕的藤也更容易得葡萄灰黴病，」他繼續說，「因此，把水劫走的雜草其實發揮了抵抗真菌的作用。」除了轉移水分，藤下植被的另一個功能是引誘益蟲，如瓢蟲、黃蜂，兩者都是葡萄藤害蟲的天敵。

「然而，」傑夫笑出聲來，兩手拂過離他最近的雜草頂端，「要是在十年前，我們讓雜草像這樣生長，引來的冷嘲熱諷一定會讓人受不了。可是現在不一樣了。」

傑夫輕輕翻起一片葡萄葉，繼續他對葡萄園狀態的仔細評估。他指著葉背那一撮色澤略紅的小突起。

「有兩三隻葉蟎想毀掉這片葉子。可是，你看那邊。」他引導我的注意力轉向幾隻昆蟲，它們的翅膀纖弱透明，藍如矢車菊。此時正值草蛉大量發生，它們受到雜草和附近懸鉤子蔓叢的花蜜吸引而來。「這些是益蟲，葉蟎會成為草蛉的大餐。所以，我們安啦。」

「你知道，」傑夫繼續說，他直起身來，大步沿著土壟往前走，「這就是為什麼必須真的走到這裡來，近距離觀察。」

監控腫瘤：當你開始巡田，會發生什麼事？

達娃回診時，問了我一個很難回答的問題。「巴瑞特氏症患者中，後來發展為癌症的那些少數人要怎麼辦？有沒有辦法預測我是不是其中之一？或者只是看誰中獎而已？」

我猜想，西雅圖的腸胃專科醫師瑞德會覺得，用「中獎」來描述現有食道癌風險的判定方式相當貼切。像達娃這樣的病人，當她做了活體組織切片檢查，她的食道細胞檢體會由病理檢驗師以顯微鏡觀察，決定細胞是否出現任何「發育不良」——也就是癌變特徵。

但是瑞德告訴我，根據一系列研究報告，他現在認為這種評斷其實主觀得驚人，換句話說，就是「檢驗者依賴度」極高。依他的描述，病理檢驗師的分析似乎藝術成分高於科學，就像古玩家一樣，用紋樣和形狀來判定古花瓶的製作起源和時代。

「一般而言，」他說，「發育不良的診斷，乃至於高度發育不良，往往和食道腺癌沒有相關性。」他又說，惡性腫瘤特定遺傳標記的檢測雖然廣為接受，但是對於分辨誰最終會患上癌症，同樣不見得可靠。好在，他和同仁正在發展更可靠的標記來辨別究竟誰罹癌的風險最大。

我第二次造訪書記後不久，我跟瑞德的同仁之一卡洛·馬雷（Carlo Maley）一起喝茶。我們在加州大學舊金山校區錫安山（Mount Zion）癌症研究中心附近的一家咖啡館碰面。

馬雷與瑞德、蓋騰比同為演化癌症醫學圈成員。他出身演化生物學領域，對演化與癌症的關連發生興趣早自一九九〇年代末期擔任博士後研究員時期。當時他把演化跟癌症兩個關鍵詞打入 PubMed（生物科學界最受重視的搜尋引擎），得到六個可憐兮兮的搜尋結果。隨後不久，他在新墨西哥聖塔菲一個跨領域工作坊結識瑞德，兩人於是開始合作。

至今，馬雷已經檢視了數百個瑞德病人的食道活體切片，有些是病人剛確診巴瑞特氏症時的切片，有些則是胃鏡追蹤檢查做的切片。跟瑞德一樣，他也認為巴瑞特氏症是理解癌前細胞自然發展的理想模式，理由恰為這些細胞不曾遭到藥物、手術的干預，不像其他部位的早期癌變。

馬雷告訴我，他和瑞德分別或合作鑑定了一組新的檢測值，可以評估腫瘤轉移的潛在可能。他認為這些檢測值更為個人化，提供對腫瘤行為更加動態的表述，勝於癌症醫師目前使用的方式。他們的創新檢測包含：染色體數目不正常細胞的百分比——也稱為「非整倍體程度」、細胞繁殖速度、一個腫瘤內不同突變的總數。瑞德的實驗室也已經發現，罹癌風險高的人，組織切片缺少 p53 基因。

p53 常被指為基因組的守護者，因為其功能有如看門狗，負責鑑識受損的ＤＮＡ，消滅突變細胞。當 p53 在巴瑞特氏症病人的活體組織切片中消失，就意味著發展為癌症的可能性比其他人高十五倍。當我一邊啜飲杯中的茶，一邊聽馬雷描述他們用來加強理解腫瘤行為的種種標記時，我想起傑夫評量葡萄園狀況，也要仰賴大批因素。

馬雷希望他們的研究最終有助於根除他所謂的「診斷過度兼診斷不足症候群」——成千上萬的良性巴瑞特氏症病人，目前要承受莫須有的憂慮、開支以及具有潛在危險的手術，而少數體內有侵犯性細胞的病人，卻不知道自己的風險其實比他人高。他心目中的檢驗治療體系要做到兩點：找出有確實需要的病人，針對他們進行預防措施。

我把得到的新知識轉告達娃，她聽得很專心。但是，就在我講話的時候，我已經猜得出她接下來會問我什麼，那是一個我不特別期待的問題。病歷就擺在她眼前，裡面沒做任何一項我剛提到的食道組織檢查。

「那麼，誰可以幫我檢查？」她問。

除了測量非整倍體細胞數量的流式細胞技術之外，這些檢驗都還屬於實驗性質。要在研究了更多巴瑞特氏症病人之後，才能成為標準的臨床醫療手段。

既然瑞德、蓋騰比、馬雷的研究橫跨了幾十年，且結果已在許多知名期刊上發表，我們不禁要問，為什麼全國各地癌症研究中心沒有人重覆並擴大實驗？據我的了解，一個主要障礙是，大家對於打開比喻中的卡車車門、下田走透透，相當抗拒。

書記的傑夫知道，沒有兩塊田是一樣的，他必須蹲在田壟間，翻查葉片背面，親身感覺土壤，還要評估鄰田狀態，才能決定自己的田是否有風險。同樣地，沒有兩個癌前病人或癌症病人的細胞行為會完全相同。腫瘤學家要真正評估每個人的風險，就需要停止依賴少數幾種靜態標記，弄清楚多為動態的各類數據的意義。但是正如瑞德告訴我的，「很多醫學界同僚很害怕這點，但我對持續當前這種無效治療的情況更害怕。」

演化遊戲大師

這天在書記酒莊，傑夫似乎相當滿意葡萄園內有害物跟有益物的比例。我問他，如果發現葉蟎或其他有害物的數量超過可接受的程度，會不會恢復使用殺蟲劑或除草劑。

「噢，」他說，「如果直接用人工合成的除草劑、殺蟲劑來解決一個不平衡，我就會一頭栽進各式各樣的其他問題裡。要是你不信，只要看看那些FRAC（殺菌劑抗藥性行動委員會）代碼表就知道了。[3] FRAC一天到晚都在更新，因為總有新的抗藥種類出現。你知道，大多數化學藥品是針對目標物種體內一個特定蛋白質進行攻擊，因此害蟲雜草只要一個簡單的突變，就可以躲避攻擊。」對於市面現有的基因改造砧木品種，以及世界各地的葡萄培植研究中心正在培育與測試的砧木，傑夫認為，病蟲害同樣可能發展出抵抗力。

多數基因改造植物是利用特定基因，去阻止某一種酶發揮作用，或是阻擋病毒與真菌進行某一步代謝。根據傑夫所了解的一切，他很確定要不了多久，病蟲害就會識破基因轉殖技術的伎倆。

要知道，傑夫來自大農業的核心地帶，而且他讀的碩士班所在大學，至今仍有不少補助來自孟山都、陶氏化學等跟企業化農場不可分的公司。他也有許多其他葡萄園客戶跟安

3 FRAC有一套真菌與細菌殺菌劑的國際評等制度，每種化學藥劑都有不同的代碼，跟該藥物攻擊的代謝位置相應。例如，FRAC 3是一批抗真菌劑，主要攻擊寄主細胞內C14固醇類的形成。我在跟傑夫見面之前，花了相當多時間在網上研究FRAC表。表上的代碼超過四十五種，每個代碼最右欄為「附註」，列出已能抵抗該類藥劑的所有病蟲害和野草。傑夫的意見是，這個清單不斷擴大，因此以人工化學藥品攻擊病蟲害是在打一場必輸的戰爭。

德魯不同，他們鼓勵他以任何必要手段讓害蟲與野草消失。

因此，當他有反藥劑、反科技的言論時，我們不能不假設他的說法是經過深思熟慮，而非不假思索的反應——一如那些抱著野草不放的自由主義分子。

傑夫解釋，要抵禦野草、蟲害，最好是使對方無法以一個簡單突變就可輕易繞道而行。這樣的話，等到害蟲演化到足以避開攻擊者施放的所有障礙時，它的生物系統必須付出極大的代價，最後只剩兩種可能，一是無法有效繁衍，二是對另一種形式的病蟲害控制方法束手無策。他稱此為創造「演化的兩條絕路」。傑夫認為，病蟲害綜合治理做到極致，就是創造一系列的兩條絕路。他舉了幾個在書記施行這種方法的實例。

第一，種植益蟲（例如抵禦葉蟎的昆蟲）喜歡的植物，把益蟲引來葡萄園。

「你想想，」他說。「葉蟎要突變成克服得了黃蜂或草蛉的攻擊，可不容易。」我覺得有理。葉蟎之所以打不過黃蜂，不是一個蛋白質或一小段DNA編碼就能決定的，因此非特定性程度極高。

說真的，葉蟎要演化到足以躲避一隻蛾的攻擊，唯一的方法就是犧牲對葡萄葉的喜好，這根本不會在這裡出現。在園裡啄食的雞，草裡的蛇，頭上巢屋裡的貓頭鷹，都是無法以單一或少數幾個小突變就可躲開的敵人。

除了創造益蟲樂於造訪的植被環境，傑夫也盡量加強害蟲討厭的生活條件。例如，葉蟎在多塵土的葉子上特別興旺，因此避免園內有乾燥鬆碎的表土很重要。為了做到這點，傑夫建議工人定期以水噴濕葡萄葉，並且維護減少塵土飛揚的壟間野草。（野草又有了一個功能！）

我們說話同時，傑夫從較矮的葡萄藤摘下幾片葉子。

「我現在做的這件事叫做『疏葉』。這是另一種環境控制法，能給植株跟果實更多呼吸空間，可作為預防黴菌的非化學手段。」

上次見到安德魯的時候，他提到「間植」也是控制蟲害的一種安全方法，他打算開始在葡萄藤之間種植蠶豆或其他豆類，以增加書記酒莊的作物多樣性。由於他的曾祖父經歷過根瘤蚜成災，單一作物農業的痛處他太明白了，所以安德魯下決心不讓自己的田地成為一面大旗，招徠數目驚人的單種害蟲。而且，間植蠶豆等固氮作物，也可作為補充土壤內非合成氮肥的有效方法。

如果害蟲數量開始擴增，傑夫會設置費洛蒙陷阱：帳篷狀的小袋子，裡面充滿雌性昆蟲的氣味，吊在支撐藤蔓的細柱上，作用一如神話裡勾魂攝魄的女妖，引誘尋找配偶的雄性昆蟲，一旦上鉤就再也無法離開。既然費洛蒙陷阱基本上是性欺騙，容許害蟲忽視陷阱挑逗氣味的任何突變，很可能會干擾交配與繁殖的原動力。這絕對是演化的兩條絕路。

會獵捕某種害蟲的非本土昆蟲（外來益蟲），也是害蟲綜合治理的道具之一。它們可以在葡萄園供應商那兒買到，帶到園中出現害蟲的地點釋放。這個較高層次、較密集的治理手段，傑夫藏在後備箱裡，因為引入外來有益物的後果總是難以完全預期。本意在於維持自然生態的進口益蟲，後來反而成為害蟲，這種事例所在多有。

傑夫的撒手鐧，是針對性地審慎運用有機殺蟲劑。其中他偏愛硫磺，因為硫磺可以傷害節肢動物細胞的許多部位，因此其作用方式接近黃蜂，反而比較不像化學藥劑。硫磺也是一種自然存在的化合物，其殘留物很快就在田裡消失；至於人工合成藥劑，如除草劑嘉磷塞則可存留幾個星期，繼續毒殺有益植物，對生態系統產生深遠的影響。

傑夫解釋，硫磺對於有益植物一樣帶毒，但是程度較輕，因此他在不得已的情況下使用時，會小心選擇破壞性最低的時間點。要是蟲害十分嚴重，他也會在葉片上噴灑天然油和肥皂；使害蟲無法在葉子上駐足，而不會對周遭環境產生負面影響。

我聽他講解這些層級分明的介入手段，清楚的邏輯給我極為深刻的印象。傑夫的治療法以最溫和的手段開始，然後根據每塊田的特殊需要提高介入層級。他最初的策略是促進有益物種生長，採取間植以控制濕度與塵土。然後，在必要時，他會採用費洛蒙陷阱和外來益蟲。最後，假使仍然不能有效控制，他才轉而使用更重型的武器，如硫磺和油，但是劑量小，真正有需要時才用。

很明顯，這個仔細推敲過的體系，已經在書記酒莊協助安德魯達到他的最終目的：保持葡萄園的健康，製造能夠反映其活力的葡萄酒。

與害蟲治理別無二致的IPM癌症療法

在另一方面，蓋騰比的最終目的是保持人的健康，預防致死的癌症。他為了達成這個目標而提出的四種新策略，跟書記酒莊所用的方法驚人類似。

策略一：強化有益物——

借自IPM原則，要緊的是盡量創造利於有益物的條件，以抵禦有害物。對此，蓋騰比希望透過激化免疫系統，使免疫系統能夠抵禦癌細胞。他列出睡眠、運動、以蔬菜為本的飲食，以及壓力管理，作為提升免疫的低科技方法；而較複雜的介入手段則包括免疫療法及溶瘤病毒。

蓋騰比承認，關於後兩者的實驗，在阻止腫瘤生長上至今尚無太多成果，可是他認為，一旦研究者找到辦法增強那些專門遏阻癌細胞生長與複製的免疫細胞，事情便將改觀。「在鼠類覓食的環境中，讓老鷹發揮最大的嚇阻力量，特別有效。」蓋騰比解釋，又一次引用自然界的例子來說明不易了解的生物醫學觀念。

蓋騰比和馬雷對於促進無害細胞增生的可能物質也很感興趣。這種物質將加強正常細胞生長，使它們能跟快速分裂的癌細胞競爭並且獲勝。（目前馬雷實驗室正在進行的一項相關研究，已有初步證據顯示，至少在培養皿裡，維生素C有促生作用。）這個手段讓我想起環繞書記邊界的懸鉤子灌叢和李子樹，它們是特意栽植在那裡，藉以吸引益蟲來吃掉害蟲。

策略二：費洛蒙陷阱和上當的倒霉鬼——

蓋騰比也相信，創造演化的兩條絕路，是選擇性控制癌細胞生長與繁殖的一流辦法。他和同仁正在探討如何使一個癌細胞突變為無法繁殖，或是突變為對某種化療藥物束手就降。

他告訴我，有一個演化絕路的發現有些意外，當時他們正在研究一種實驗性疫苗，希望在小細胞肺癌患者體內促進 p53 的產生。（還記得前面提過 p53 擔任細胞守護者嗎？）雖然施打疫苗的病人有百分之五十七體內的 p53 增加，可是他們的腫瘤繼續擴大，沒有停止的跡象。研究者認為實驗失敗。

他們將病人轉去接受標準化療程序，而這時事情變得有意思了：在這個階段，患者有百分之六十二出現緩解，跟原本這種化療的百分之八標準緩解率相比，高出太多了！蓋騰比解釋，之前施打的疫苗不知怎麼改變了腫瘤細胞，使它們無法抵禦隨後的追蹤治療。

不幸的是，等到研究者明白疫苗跟化療也許有綜合效應，疫苗製造商已經結束營業，其他病患拿不到疫苗了。蓋騰比嘆道，很有潛力的治療法卻發生這種情況，但這也不是第一次了。

策略三：除葉和環境控制——

蓋騰比及演化癌症醫學同仁經常引用「種子與土壤假說」，也就是一個惡性細胞需要周遭環境的支撐，才能興旺繁衍，就像一株野草，只有在適合的條件下，才能扎根。他們的很多研究都聚焦於找出控制腫瘤形成與生長的環境因素。

他們已經知道，多糖、低氧（酸性）、缺少血流的環境會刺激癌細胞生長，而這些都是正常細胞不喜歡的條件。

當我問蓋騰比，對於癌症患者或有高風險的人來說，要如何應用這項資訊時，他建議採取低糖、鹼性飲食，盡量多蔬食，肉食減到最低（他目前正在研究鹼化物是否有幫助，例如制酸劑與乳類）。他提到，維持瘦削有力的體型、不吸菸，也對癌細胞生長不利。最後，他引用一篇發表於《細胞》期刊的論文——正好是我在學習雞的精神壓力時讀到的。

在那篇研究中，小鼠被注射黑色素瘤或大腸癌的細胞，然後隨機放進有玩具的籠子或是空無一物的籠子。玩具籠小鼠的腫瘤生長速度比空籠小鼠慢，有些小鼠的腫瘤甚至完全消失。當然，這項實驗尚未在人身上重覆，可是蓋騰比猜測，置身於心智與體力得到刺激的環境中，相對於躺在沙發上不動，或許能夠幫助預防、圍堵，乃至於逆轉癌症。

策略四：量身訂製每塊地的處理法——

蓋騰比覆述了瑞德也告訴過我的話，他說癌症的標準療法採取的是口徑統一、過度簡化的一種途徑，從確診癌症，決定化療（或放療）療程，然後給病患最大耐受劑量。重覆治療若干次，間隔若干時間，再以造影成像重新評估病況。

「可是，問題出在這裡，」蓋騰比說。「這種標準治療針對的主要是對化學藥劑有反應的腫瘤細胞，卻放過了那些對化療有抵抗力的腫瘤細胞。」FRAC表列的害蟲很快就克服了殺蟲劑，同樣地，抗藥的癌細胞全力增殖，侵犯其他組織形成癌症轉移，最終殺死寄主。

這解釋了為什麼我的病人往往在醫生宣布「治癒」後五到十年，再度出現腫瘤。為了避免這種事發生，蓋騰比提議一個激進的新手段：「適應療法」。適應療法的設計在於，處理癌細胞到剛好讓它停止進犯的程度，而不過度處理以免啟動物競天擇，導致超級抗藥性細胞出現。就像優良的IPM實踐者，蓋騰比相信，不斷地監看田間狀況，保持微妙的平衡，是預防全面成災的關鍵。

至今，適應療法只運用在小鼠腫瘤行為的研究上，方法如下：最初採用稍低於標準的化療劑量，三天後重估情況。如果腫瘤大小沒有改變，就不再予以化療。如果尺寸增加百分之十或更多，就再給一次相同劑量。再三天後，如果腫瘤尺寸又增加，劑量就再調升百分之十。如果出現的是另一種情況，腫瘤大小連續兩次保持平穩或縮小，那麼下次劑量就調降百分之十。

每隔三天，持續相同做法。蓋騰比發現，小鼠（及人體的數學預測模型）顯示，這種量身訂製的方法可以無限期地保持腫瘤大小不變，並且降低可能有害的化學藥劑施用量。與此對照的是，以最大耐受劑量的標準療法處理，老鼠的腫瘤會增大，最終發生轉移。

二〇一〇年蓋騰比得到麥唐諾基金會（McDonnell Foundation）的一筆獎助金，開始在人體測試適應療法，最近他和馬雷的合作研究甚至得到更多經費。令人印象深刻的是，最新的獎助來自美國國家癌症研究院，列在「反應激烈的議題」項目之下。

控制癌症，而非殲滅癌症

蓋騰比跟我坐在莫菲特癌症中心的餐廳一邊吃午餐，一邊討論甘藍夜蛾、演化賽局理論、適應療法的時候，我突然領悟，他和研究同仁提議的，不只是癌症治療與預防的新策略，而是對癌症的全新思考。

一般而言，癌症在大家的心目中，是令人恐懼的入侵者，必須在它害死宿主前予以殲滅。蓋騰比卻不然，他覺得癌症更像綜合治理體系農田裡的一種害蟲，或多或少總是會存在，但不至於多到勢壓益蟲而毀掉農作物。

換句話說，從這種觀點來看，癌症是必須加以控制的長期挑戰，偶爾才需要逼它撤退。正如我們已經明白的適應療法，遏止而非根除的手段，更有可能長期控制病情。

我的病人在多數癌症專科醫師診療室或互助團體中聽到的癌症敘述，並不是這樣的。在那些地方，「打擊」、「征服」之類的字眼經常出現。訃聞裡提及的癌症也不是這樣的，死於癌症的人往往被說成「沒有打贏這場戰爭」。視癌症為長期害蟲而非入侵者，可能是重要的第一步，有助於我們更好地認識癌症。或許，只有到了那個時候，我們管理癌症的手段才能跟傑夫的田間作業一樣開竅。

你以為的癌前細胞不一定是敵人

透過高倍數電子顯微鏡，瑞德及同仁仔細地檢視巴瑞特氏食道細胞，他們注意到一件事很不尋常：那些變形細胞（被視為不穩定的癌前細胞），如果考慮它們在下食道本來應有的角色，其實看來正常極了。

事實上，瑞德等人越仔細研究，越發得到一個結論：這些細胞是黏液與重碳酸鹽的完美製造工廠，而此二者恰是整天浸在強酸裡的器官所希望有的表面潤滑物。藉著流式細胞技術，他們還發現巴瑞特氏症患者中，超過百分之九十五的人這類食道細胞擁有雙倍染色體，意即染色體成對出現，跟人體的正常體細胞相同。

根據這個觀察，瑞德開始疑心，巴瑞特氏細胞根本不是敵人，反而代表了細胞對於胃酸逆流的正常、健康的反應。既然巴瑞特氏症有家族傾向，他視之為表現在生命體與細胞層次上的一種引人入勝的演化例證。換句話說，體質傾向於胃酸逆流的家族，代代相傳一個遺傳特徵，能夠形成巴瑞特氏細胞，也就是暴露在酸性環境的細胞會演化為消化道中生產黏液的細胞之一。

我一邊聽瑞德講，一邊開始好奇，某些巴瑞特氏細胞所具備的保護潛能，是否代表更廣泛的一個現象。在其他種類的癌細胞、癌前細胞裡，有沒有特殊的守護細胞尚待鑒別？如果答案是肯定的話，不分青紅皂白地殺死任何「不正常」細胞，說不定會導致並非有意的後果，就像企圖斬盡殺絕狼與響尾蛇，只會造成沒人想要的不幸結局。

當我解釋這一切給達娃聽的時候，她定定地、意味深長地看了我一眼。這些完全在她預期之外。她來問我有什麼介入手段可以摧毀她的癌前細胞，而我卻告訴她這些細胞說不定對她的食道具有保護作用。可是經過一段頗長的沉默後，我見到她的表情柔和了下來，身體靠向椅背。

她後來告訴我，就在那一刻，她第一次有個模糊的感覺，這不是一場戰爭，而是更微妙的一件事。或許，這些巴瑞特氏細胞跟她的肝臟、心臟一樣，對她的生存其實都不可或缺。

大約一個月之後，我再次見到達娃。基於高抗氧化物與鹼性環境不利腫瘤生長，她已經加強攝取多酚類——多吃蔬菜、水果、新鮮香草植物（如百里香和牛至），並且不碰酒和紅肉。她也開始服用一種非類固醇抗發炎藥（NSAID），每週一次或兩次，依據的是瑞德實驗室的流行病學發現——巴瑞特氏症患者如果每週服用至少一次布洛芬或阿斯匹靈，跟從來不服用者相比，出現食道癌的比例是後者的三分之一（服用一段期間後停用的人，風險則介於兩者之間）。[4]

達娃還開始吃輕食晚餐，包含湯、烤蔬菜、穀類和極少量的肉類或奶類，同時改變用餐時間，每天的最後一餐至少在睡前三小時結束。按照我的建議，她每餐進食前先喝一杯水，裡面加一兩勺蘋果醋或檸檬。儘管醋和檸檬是酸的，但是兩者富含鉀，而鉀會中和食道裡的酸性。達娃說不準上述哪一種措施奏效，不過她的胃酸逆流症狀終於有了改善。

達娃也打算有一天要去找西雅圖的瑞德醫師諮商。此刻，有了更確實的巴瑞特氏症資

4 最近有研究顯示，降血脂藥物（用來降低膽固醇）或許也能保護食道避免出現腫瘤。一如NSAID，這種保護效應可能得歸功於降血脂藥物的抗發炎作用。

訊已經使她安心很多，自從上次看診後，她幾乎不再想這個問題了。事實上，她覺得自己多年來不曾像現在這麼平靜。我不知道這點是否也解釋了為什麼她的胃酸逆流基本上已經消失。

收成

九月一個暖和的清晨，五點四十五分，我沿著蜿蜒的單線道往書記酒莊開去，車速快了點。前一晚安德魯傳來簡訊：「明早六點希瓦那收成。」安德魯和弟弟亞當，以及傑夫與書記的其他成員已經採樣葡萄多天，忙著看糖度和酸鹼值。終於是時候了，可以摘下希瓦那葡萄。

希瓦那是一種古老的白葡萄品種，美國罕有收成，卻曾經種在書記酒莊原有的葡萄園裡，在安德魯的克羅埃西亞原鄉剛好也是很受歡迎的品種。我開得急，因為直覺告訴我，受邀參加這個重要事件必須準時到。

我抵達櫟樹圓丘時，天色仍然漆黑。我下了車，豎起耳朵。一片寂靜。然後，在遠方，從下面的葡萄園，傳來模糊的說話聲和引擎的低嗡。我走向下方的聲響來源，終於看見幾個光點，在葡萄藤間閃爍。走近時，我訝異地發現至少十幾個人，都在三十英尺長的一段葡萄壟上安靜工作。前方是書記的常年員工，我之前見過他們照料葡萄園跟品酒室，幾個人都在城市長大，一心想務農。

這天早上，他們是不熟練的除葉工人，輕輕地拉出葉子，露出完美的成熟葡萄串。跟在他們身後的則是六個契約工人，多數是墨西哥人，揮著彎刃刀，像外科醫師一樣精準，把脆弱的葡萄串切離纏繞的藤枝。他們弓身沿壟一溜兒做下去，裝滿一桶又一桶的希瓦那金色葡萄。主持一切的，是馬利安尼兄弟倆。兩人站在曳引機的拉槓上，當葡萄一桶桶倒進半噸大的拖車時，他們用頭燈仔細檢視果實。

我看著他們工作，記起安德魯告訴我的，在每一瓶好酒裡，至少包含一百個細微的決定，於是我明白了眼前所見不只是品質管制，也是其中一個決定。從拖車裡拉出某些葉子和藤枝丟掉，就等於決定要留下來多少甘甜的真菌（葡萄灰黴）孢子，安德魯和亞當貨真價實地就在此刻決定了多少在地風土（相當於環境影響）應該進入發酵槽。對於希瓦那葡萄來說，這點尤其重要，因為它滋味較淡，不是安德魯口中的「一百分的大酒」——意指酒評家羅伯特・派克（Robert Parker）影響力頗高的評分制。

由於它的柔和，做成的酒將可顯現書記所有的風味：野草、益蟲、鄰近的植株、灰徽、日照、水、響尾蛇，以及安德魯和傑夫這一季所做的一切決定。

等到早上九點，我已經花了三個小時冥想的時間在除葉，知道三噸希瓦那葡萄正運往附近酒坊準備壓榨，我感到很滿足。我爬上一輛小貨車，同行的是安德魯和他的叔叔（書記的共同創辦人，名字也叫安德魯），我們跟在剛收成的葡萄後面，往目的地而去。酒坊員工開始檢查收穫區號碼，填寫衛生當局的檢驗單，準備壓榨器械，而我們站在一旁聊天，或是查看手機。站著等待，似乎是做葡萄酒的人必須擅長的事。

我今天五點就起床，現在精神開始不支，迫切需要一杯咖啡，可是安德魯警告我，咖啡會擾亂我的味蕾，因此我繼續忍耐。終於，升降機高高吊起第一批半噸重的葡萄，丟入不鏽鋼壓槽的槽口。好大的一記破裂聲之後，我聽見葡萄汁瀑布般下洩，進入承接的大桶。我們都在等候的一刻終於來到。

安德魯給我一支酒杯，盛著濃濃的金棕色汁液。

然後，我站在那兒，思索品味剛入口的液體，我憶起安德魯最近寄給書記酒社會員的信（我也是俱樂部成員之一）：

此刻，書記酒莊即將進入收成的季節；當大多數人收到這封信時，我們已經全力投入葡萄採收。今年，敝莊的葡萄藤進入第四個年份，也是成立至今最大的一次收成，足以讓我們初窺葡萄園的長期潛力。最近我們腦海中浮沉的事情很多：糖度、酸鹼值、橡木桶計畫（或者不用桶的計畫）、發酵方法等等。但是，在所有分析、策畫、行動或不行動的背後，是一個更深遠的目標：今年的年份，就像之前的每一個年份，我們將持續揭開此地的面紗，將更全面地認識在地風土。……我們對在地風土、對釀酒的興趣，就在於與此地的山水地貌建立堅韌的連繫，生存其間，享受生命。

我閉起眼睛，又啜了一口。我覺得我嘗到一絲來自野草的蒔蘿和茴芹的淡淡氣味、肥腴土壤的些許鐵味——噢，辛辣味會是草蛉嗎？書記出產的酒並不便宜。（傑夫是這麼跟我說的，「如果我生產十塊錢一瓶的酒，那就沒辦法撒下大把銀子買這塊地了。」）所以，承諾每一季訂購四瓶，感覺很奢侈。

不過就在那一刻，我做了一個決定：從現在開始九個月後，當我收到今年年份的希瓦那葡萄酒，放上我剛起步的私家酒藏架時，有一瓶我要留在一旁。醫生請自己的病人喝酒，特別是胃食道逆流病人，似乎不太恰當，可是其中蘊涵了無限詩意，我知道達娃一定會喜歡。

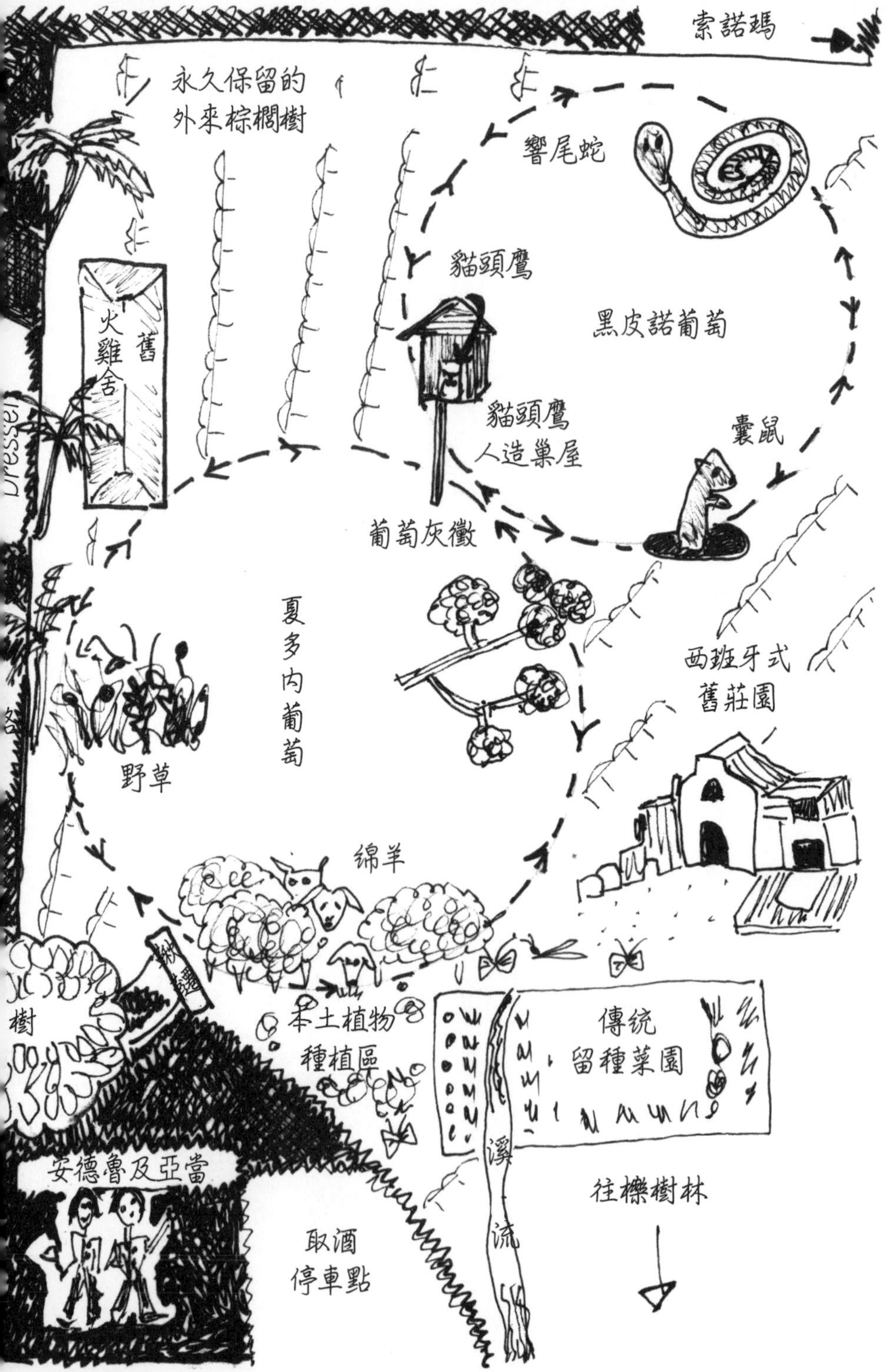
索諾瑪
永久保留的
外來棕櫚樹
響尾蛇
貓頭鷹
舊
火雞舍
黑皮諾葡萄
貓頭鷹
人造巢屋
囊鼠
Dressel
葡萄灰黴
夏多內葡萄
西班牙式
舊莊園
野草
綿羊
樹
本土植物
種植區
傳統
留種菜園
安德魯及亞當
溪
流
往櫟樹林
取酒
停車點

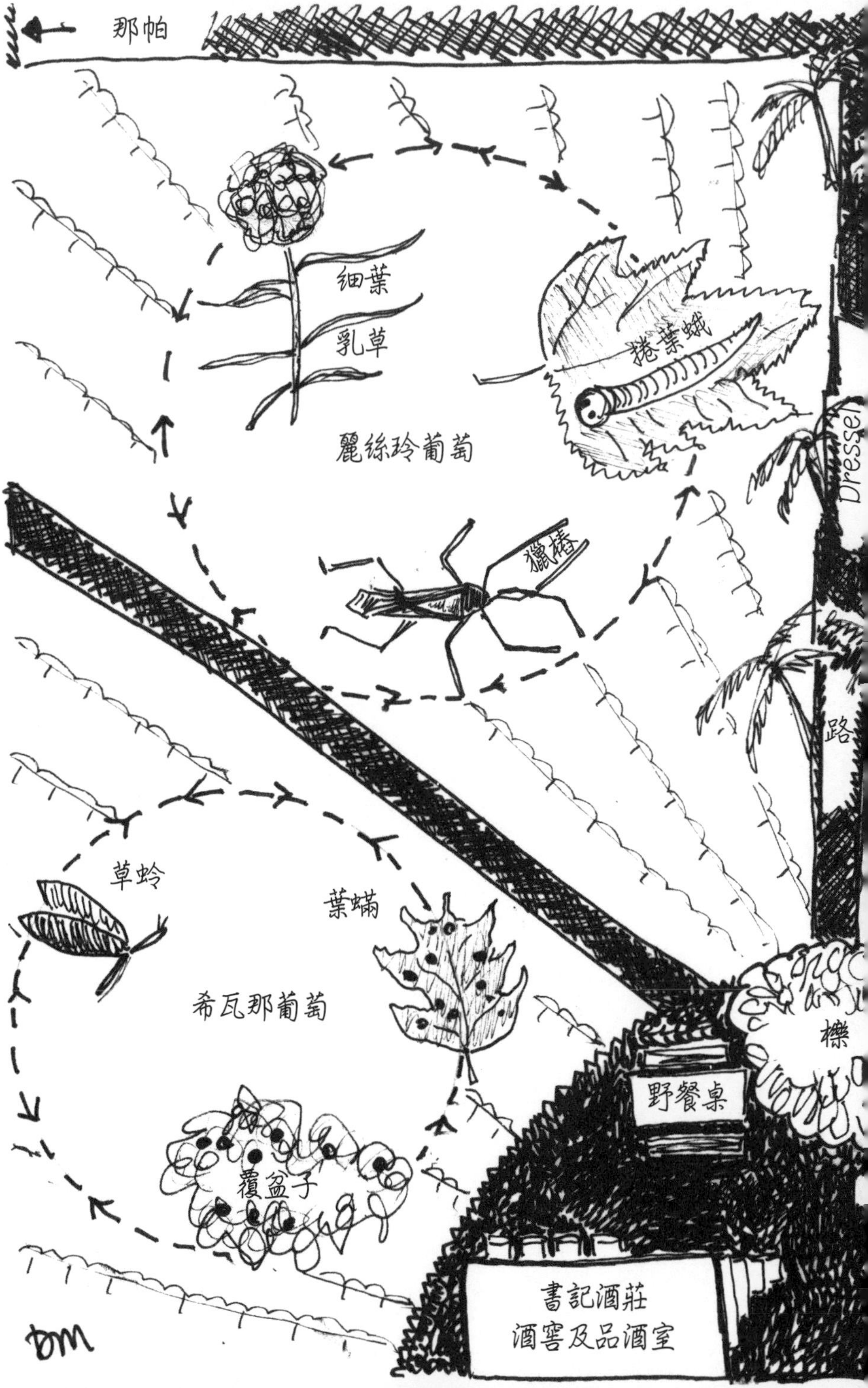

那帕
细葉
乳草
捲葉蛾
麗絲玲葡萄
獵椿
Dressel
路
草蛉
葉蟎
希瓦那葡萄
覆盆子
野餐桌
櫟
書記酒莊
酒窖及品酒室
DM

第五章

從城市菜園開始，改變社區與健康

綠色之家城市農園
紐約市布朗克斯

在這裡，整個社區聚在一起
悲傷、開懷、勞動、煮食、打牌、跳舞，並且耕種。
難道就靠建立了這些連繫，
城市農園便可增加居民的蔬菜攝取量，
進而改善居民的健康？
我想知道答案。

就在不久前，公共衛生所做的還是鑑別「病原體」（入侵人體的外來物種），採取步驟除去或遏阻病原體，以控制疾病傳染。今天流行病的界定比較模糊……是遺傳傾向、環境影響及生活方式三者交互作用的結果。

——Paul Plsek and Trisha Greenhalgh〈The Challenge of Complexity in Health Care〉

我站在布朗克斯區一百三十街大廣場地鐵站，詢問厚玻璃後面的站務員，兩個出口哪一個離農場比較近。

「什麼農場？」她透過麥克風大聲說。「這裡沒有農場。」

我猶疑起來，查看自己的手機。按照凱倫・華盛頓最新那封電子郵件，這就是該下車的地方，所以我不管三七二十一，隨意選了一個出口，走上地面。果然，就在一百三十街的另一側，我看到鑄鐵籬笆圍著一塊陽光照射的綠地，工具棚、稻草人一應俱全。證實了自己正確無誤，我很想回到地鐵站，把脾氣壞又近視的站員從她的防彈小間裡揪出來，讓她睜開眼睛看著每天上班必會經過的「南園」，一個四分之一英畝大的食物生產地。

但我沒那麼做。我只是走過馬路，向鐵門內窺探。在堆高的植床上，我看到一名婦女斜靠在鋤頭上，一頭爆炸式的金色髮辮散披兩肩，有如祭典頭飾。她正專心跟一個年輕人談話（我後來得知年輕人名叫歐馬，是在農場實習的紐約大學學生）。我大聲叫喚，引起他們注意。「戴芙妮？你找到我們了，寶貝！」她旋過身子朝著我喊。「自己開門進來。」

我解開厚重的鐵鏈，打開門，走入菜園。幾乎像變魔術一樣，大廣場的汽車喇叭、煞車聲立即消弭，取而代之的是葉子窸窣作響、稻草人身上的風鈴清脆敲擊。這一天是十一月五日，一場早來的暴風雪剛侵襲紐約，可是今天暖得出奇，植床上仍有不少食用作物正在生長。一隻貓走上前來，繞著我的腳踝摩挲，表示歡迎。就在這時，震耳欲聾的噪音打破了沉靜——一列北行的通勤火車從我們頭上呼嘯而過。而貓沒抖動一根毫毛。

食物的沙漠，營養的幻影

我拜訪凱倫的計畫在六個月前誕生，當時我坐在費城市郊一家簇新的 Giant 食品超市的會議室裡。店裡正在舉行零售業營養師年度會議，我受邀去談傳統飲食。坐在房間裡的人，有不少代表的是全球最大的幾家連鎖超市，包括 Ahold（Giant 所屬的企業集團）、

SuperValu（Albertson's與Shaw's的母公司）、Fresh & Easy，以及沃爾瑪。出席者全是女性，她們的職責是向零售商建議販賣哪些提供消費者優質營養的食品，而且還能創造利潤。我們已知食品的利潤跟加工程度成正比，因此她們的工作挑戰可不小。所以，這些營養師年年集會分享撇步，設法在不利健康的體系中推銷水果、蔬菜等有益健康的食物。

這次會議上，出席者紛紛在談「食物沙漠」。美國農業部定義食物沙漠為：屬於低收入的人口普查區塊，至少百分之三十三的居民（或五百人）住在離年銷售額至少兩百萬元的超級市場一英里以上。（或許一個更好的定義是環境作家馬克・道威所說的：「當你去買青菜必須走的路是買洋芋片的兩倍。」）將各地食物沙漠畫上醒目顏色的全國地圖，看起來幾乎跟標出以下特點的地圖一模一樣：預期壽命最低、肥胖與糖尿病與心臟病比率最高。

營養師的一般共識皆為，把超市均勻散布在沙漠上，就可以增加水果、蔬菜的攝取，有力地遏阻令人擔心的當前疾病趨勢。她們也很高興，第一夫人蜜雪兒・歐巴馬如今成為這項努力的重要同盟。就在大約一個月前，為了降低兒童肥胖率，歐巴馬夫人展開「大家動起來」（Let's Move）的宣導運動，在費城市中心貧民區為一家Fresh Grocer超市主持開幕剪綵。[1]

「我們的目標雄心勃勃，」歐巴馬夫人宣布。「打算在七年內全面鏟除美國的食物沙漠。若要在本世代達成解決兒童肥胖的整體目標，那麼買菜地點太遠、花的錢太多，便是我們必須面對的關鍵問題。今天我們來到進步廣場上的 Fresh Grocer，就是在造訪這種行動的一個範例。」

「白宮食物運動」（White House Food Campaign）的組織者會這麼做，背後的邏輯思考很容易理解。同樣的想法也驅動了正在費城聚首的營養師。可是，坐在 Giant 超市裡的我並未被說服。沒錯，這個地方很大很新，還有一座仿造的農夫市場，漂亮得很，就設在入口內側，十分方便。另外有一間教室用來示範烹調。店裡甚至提供顧客諮詢駐店營養師的個人服務。然而，我同時看得出來，這家新超市可能不會成為改變飲食的催化劑。

首先，這家超市的位置在居民社區之外，坐落於條狀的購物中心，來買東西的人一定要有車子，並且要有餘裕開車來這裡。第二，雖然店裡供應充足的新鮮水果蔬菜，美美地展示在入口處，可是超市內仍然有成排的高熱量、低營養食品，後者是大型零售食品連鎖

1 為了鏟除食物沙漠，打擊兒童肥胖，白宮也和沃爾瑪、Walgreens、SuperValu 以及三家區域性連鎖業聯手，計畫在全國各地低收入地區開設一千五百家新店面。

業仰賴的利潤來源。顧客如果要選購放在超市深處的基本食品如牛奶、雞蛋，必須推著購物車走過所有那些令人饞涎的垃圾食品。

到最後，汽水、洋芋片、餅乾、罐頭成為天平另一端沉重的砝碼，壓扁了剛進門時所挑選符合良心要求的甘藍菜。我感到氣餒，儘管會議上那些零售業營養師的出發點極佳，我很明白，她們的雇主對於改善美國人飲食習慣、打敗肥胖，就跟汽車修理廠對於根除汽車相撞事故，有相同的意願強度。

還有一件事加強我的不安，近來有些高水準的研究顯示，在食物沙漠中出現一家新超市，對於解決社區健康與營養問題並沒有多少貢獻。其中一項研究追蹤五千名住在四個主要城市（伯明罕、明尼阿波利斯、芝加哥、奧克蘭）的年輕人十五年，試圖理解市場與速食餐廳的遠近如何影響飲食習慣。在調整了年齡、種族、婚姻狀況、收入高低等因素之後，結果顯示離家一公里內有一家超市，既不能改善飲食品質，也不能促進蔬菜攝取量。

甚至更出人意表的是，住在離超市較近的較高收入者，吃的蔬菜反而更少！研究者本身也稱此發現為「不符合直覺」。後來在美國內外進行的其他研究也再次驗證這幾個發現。英國格拉斯哥地區補上當地缺乏雜貨店的漏洞之後一年，社區成員表示，蔬菜攝取、自身健康都沒有變化。

簡言之，認為更多超市就是萬能丹，可以解決肥胖與美國人蔬菜攝取的赤字，雖然方法簡單得誘人，然而佐證卻相當少。

城市農耕可以改善健康問題

在Giant公司會議室的那天下午，百事可樂的營養師正在台上宣講高活動量的生活方式，我卻充耳不聞，專心搜尋網上醫學資料庫 PubMed。我希望找到以社區為本，而有潛力可增加蔬菜攝取、對抗肥胖與其他長期健康問題的途徑。

就在這趟虛擬漫遊中，我第一次遇見吉兒・莉特（Jill Litt）發表的一系列論文，她在科羅拉多公衛學院環境健康系任教，探討公共衛生的課題。莉特研究的食物來源遠遠脫離了連鎖超級市場的眼界，而是住家後院和社區農園。她的調查地點包含了丹佛市收入最低的地區，追蹤的測量值與食物沙漠方面的研究類似。

她發現從事園藝活動，能達成連鎖食品雜貨店無法達成的目標：使人吃更多水果、蔬菜。例如，根據她蒐集的數據，百分之五十六的園丁每日吃五份以上的蔬菜建議攝取量，非園丁則只有百分之二十五達到相同標準。這些數字給我的印象太深刻了！

經莉特的文章點醒，我在 PubMed 入口網頁打入搜索詞：「社區園藝」和「公共衛生」，令我訝異的是，搜尋結果列出八十一篇論文。我一篇篇瀏覽下去。有些文章探討在城市栽培農園如何改善特定健康問題，如糖尿病、關節炎、失智、憂鬱症。有些則探討園藝活動的行為效應，包括酒精飲用量、蔬菜攝取量及每週運動量。還有些卻屬於質的研究，像是「自我健康評估」。幾乎毫無例外，每一項研究都顯示，從事園藝跟健康改善可以掛鉤。

雖然多數論文都有自身缺陷（這些是觀察性而非實驗性的研究，因此選擇被調查者的時候可能會有偏頗），眾多調查皆表明，的確是從事園藝造成了差異，且遠超過其他因素，如教育程度。換句話說，培育食物生長的實際行動，可以產生各式各樣的健康效益，包括攝取更多蔬菜、水果，降低血糖、身體質量，減少憂慮症狀，增加運動量。

我對讀到的資料感到很興奮，可是其中有一兩個細節令我困惑。首先，不少研究是在東部、北部的州進行，在那裡，即使是陽光最充足、避風最佳的戶外園圃，每年都至少要休耕停產六個月，乃至於更長的時間。

其次，研究中的某些園圃種的是花卉或其他觀賞植物，並不是食物。季節性地從事園藝，種的也不見得是食用作物，怎麼會促成更健康的飲食習慣，且效果更勝一年十二個月、一週七天都供應蔬果的超市？又怎麼會產生其他正面的健康效益，像是更佳的自我健康評估，連休耕期也不例外？

我抬頭盯著會議室天花板，開始把一格一格的音效板想像成幾百個方形農園，長滿了蔬菜。就在那一刻我決定了，我要去弄清楚，何以在市中心貧民區耕種，可以提供有效的預防性醫療。我需要花時間去跟城市農夫相處。

踏上城市農耕之路

凱倫剛給我一個歡迎擁抱，還沒幾秒鐘，她就說，「你一定餓了，寶貝。」她從袋子裡抽出一個小的保冷盒，領我走到附近的野餐桌旁，擺出一盒餅乾，還有今天一早她用自家菜園收成做的莎莎醬。「也許這還是你的早餐？」她笑出聲來，可能她指的是加州時間，或者是指加州人喜歡在這個時分吃莎莎醬。我用餅乾舀起可口的季末番茄和甜椒（完美的早餐！），同時聽凱倫告訴我她變成一個農婦的故事。

快樂農園食譜「莎莎醬萬歲」

「這個食譜充分利用盛產季節的本地食材。我還喜歡在最後一秒鐘加進切碎的桃子或芒果，完成一道提神醒腦、令人口水直流的新鮮莎莎醬。」——凱倫。

原料：

二分之一杯香菜，切碎；一大匙芫荽籽，磨碎
二分之一個紅洋蔥，細細切碎；或一小把蔥（含蔥頭），切碎
二分之一杯紅椒，細細切碎；二分之一杯青椒，切碎
一個墨西哥辣椒（好辣者毋須去籽），剁碎
三、四個堅實的熟番茄；一個黏果酸漿，切碎
少許海鹽，分量視口味而定；一個檸檬

做法：

大聲播放你最喜歡的騷沙樂曲，準備開始攪拌。
用一個大碗，混合所有的香料和蔬菜。按口味濃淡灑上鹽、擠進檸檬汁。拌勻，蓋起，冷藏大約三十分鐘。拿出你最喜歡的玉米餅脆片，一起送上桌。

一九八五年，凱倫從哈林區北遷，住進她所謂的「自己的小小美國夢」，幾天後她就明白犯了大錯。她實在不該在一塊空地對面進行房地產投資。她家大門面對的這塊地，就跟當年散布布朗克斯區的其他廢棄地一樣，是嗑藥者跟老鼠的巢穴。凱倫驚愕地看著路過的人隨意把汙痕斑斑的床墊跟一袋袋的垃圾拋過圍籬扔進空地。

「當你住在大家丟垃圾的地方，大家就當你是垃圾。警察來了，用你幾乎聽不見的聲音說我們是猴子，住在垃圾堆裡。」

然後，有一天，大概是住了三年以後，一切改變了。凱倫從窗戶向外望，見到一個人站在空地中，手裡拿著一把鏟子。她跑出去問他在幹什麼。他告訴她，他在為「布朗克斯綠化計畫」工作，這個計畫由紐約植物園提供資金，打算把空地變為社區園圃。說來也巧，他們選中凱倫住的這個街區，作為最先動手的幾個地點之一。

「我說，『我能不能幫忙？』」她回憶那天的情形。「從此以後，歷史就改寫了。」

我們說話時，我注意到凱倫穿的長袖套頭衫，一件標準的祖母衫，你在機場禮品店買的那種，前面印著卡通圖樣，一隻熊媽媽頭戴帽子繫著頭巾，臉上架著一副眼鏡，正在修補一隻小小玩具熊。圖案下方的花體字寫道：不管是什麼東西，阿嬤都能補好。

我露出微笑。也許可愛了點，但是對於一位貢獻今生全力修補自己社區的婦女來說，這是最理想的座右銘。過去二十年來，凱倫協助分散在布朗克斯區各處、棄物滿地的閒置地，變身為滿目新綠的避風港。有些園圃視她為創辦人，有些視她為導師，還有些則視她為靈感泉源。有一件事我可以保證：到處都找得到她的工作痕跡。

如果你只參觀任何一個地點，或許會覺得稱之為「農場」有點誇張。可是，如果你把散布於布朗克斯中南區諸多高樓之間的所有半英畝地加起來，就可達到一座農場的條件，而凱倫也就成為城市農耕的女族長。[2]

首先，要取得產權。凱倫說，南園一共被劃為四塊，各有不同的主人，分別是公園局、交通局、Metro-North 鐵路、私人業主。光是要各方同意將土地拿來作為社區農園，就已經費盡心思。其次，必須確定土壤夠安全，可以栽培食用作物。

不可思議的是，儘管四周環繞著交通繁忙的大廣場、州際公路以及通勤火車鐵軌，農園土壤的重金屬與其他毒素含量低得令人意外——事實上，不會比一般農場土壤糟。凱倫

2　位於大廣場的南園，不是凱倫的社區農園組織「綠色之家」旗下的一分子。它是布朗克斯區分布廣泛的都市耕種聯盟最新成員，只要有時間，凱倫都會過來義務幫忙。與不少都市農業計畫一樣，凱倫和其他農夫必須克服數不清的官僚手續，才能播下第一粒種子。

認為這點要歸功於厚厚的落葉和青草始終覆蓋著這塊地。

快樂農園餵飽人類的身心

凱倫和我開車往北，穿過布朗克斯。

「人家問我是做那一行的時候，我都說自己是城市裡的農婦，」她說，一口布朗克斯腔。「我養雞。我種東西給大家吃，既餵身體，也餵心靈。」

我們的車子正開過一元廉價商店、速食餐廳、賣烈酒的小店、西班牙語雜貨店，以及大門深鎖的休業店面，它們連成一氣，無休無止。這就是凱倫的農業區，我感到不可思議。我們開始討論社區健康跟園藝具有相關性的研究發現。凱倫很知道這些數據，深感啟發。

「城市農耕在我眼裡是預防醫療，」她說，接著又說紐約市沒有任何一區比布朗克斯更需要這種防治手段。「我們有全市最高的糖尿病和心臟病發病率。一定有什麼地方出了錯！看看我們的歷史，我們的上一代沒這些病，不會一天到晚吃藥。」

由於這個問題十分重大，我想問凱倫，收編畸零地，撒下種子，怎麼就能造成改變？

這時我們轉入一條比較安靜的街道，兩旁都是相連的單層磚屋，車子停了下來。

這是凱倫所住的科洛透娜區。每家都有一塊小如郵票的圍籬前院，都有一扇鑄鐵籬門。

「我的房子在那裡。」她指向排屋中間的一棟。房前綠茵茵的一片，很容易辨認。

「那就是快樂農園，」凱倫指著對街一道防風籬笆，後面就是她的第一塊小園地。透過鐵網網眼，我看得到裡面有更多蔬菜植床，還有一群咕咕叫的紅羽母雞。「光是走進去，就會讓你感到快樂。」

我們過馬路，凱倫拿出大樓管理員常用的那種大鑰匙環。籬笆上有塊牌子，簡短地介紹這座農園的由來。裡面提到凱倫是創始會員之一，並且說明這塊地於一九九八年永久劃歸公園局管理，指定為農耕用途，永不改變。

「得到這項保證很重要，」凱倫說。「不然，一旦經濟情況變了，這些地方就會成為房屋開發商的頭號目標。」

我步向一旁，立即察覺我先前在南園有過的感受，彷彿服用了解憂劑：脈搏減緩，關節放鬆，呼吸更深。

布朗克斯現在有幾十座社區園圃，中區有五塊地共組「綠色之家」，快樂農園是其中之一。凱倫稱之為「我們的鄰里農場」。住在附近的個人或家庭，照顧自己登記的一小塊地，每週捐出一定比例的蔬果產品，送到中區農夫市場，所得收益屬於「綠色之家」整個組織。

「他們真大方。」我說道，對於耕種者願意放棄自己的部分收成，感到印象深刻。

「嗯，當番茄發情的時候，你能怎麼辦？」凱倫回答。「讓它自生自滅浪費掉？田裡少了它，大家一點也不會覺得缺了東西。對我們來說，不是錢的問題。」

陽光、蘋果樹、彩色繽紛的工具棚，構成可愛的景致。可是我忍不住要提出先前就想問凱倫的那個問題。這麼一塊地，儘管景致動人，怎麼會對周遭社區的健康發生不小的影響？無頭甘藍已經進入季末，番茄跟甜椒也一樣，而一路尾隨我們參觀農園的母雞已經好幾天沒下蛋了。

當然，當作物在生長全盛期，這個小小的空間可以收穫充分的高價值營養，但是在十一月初，眼前的蔬果裝不滿幾筐。接下來要足足等上七個月的休耕期，這塊地才能再次生產作物。而且，除了雞、貓、凱倫、歐馬之外，我在南園和快樂農園沒見到半個其他影子。帶給人健康的園藝效果在哪裡？是誰獲益？

就在這時，我注意到農園邊上一個白色底座，單獨立在一棵已入壯年的蘋果樹下。我走過去，看到底座上有兩尊雕像，雕像的兩邊各有著一盆天竺葵。再走近一點，我明白了這兩個雕像都是聖母瑪利亞，較大的一尊袍子漆成加勒比海的湛藍，她向下注視的眼神，彷彿在保護較小的一尊。

「這是我們的九一一祭壇，」凱倫告訴我。「事情發生後不久，就立起來了。」我們在旁邊一條長椅坐下，默默地望著雕像。蘋果樹的葉子在頭上飛舞，母雞在我們腳邊啄土。這一帶地面磨損得厲害，顯然這些年來，不少人在同一個位置坐過。我是在三千英里以外經歷九一一攻擊的，我不認得任何受害者，可是這裡離發生原點只有十三英里，街坊鄰居很可能跟那場慘劇有切身連繫。

距長椅不遠處，是農園中央的空地，有野餐桌，有露天沖洗槽，還有一個汽油桶改裝的烤肉爐。工具棚環繞空地，漆著鮮明的色彩：救火車的鮮紅、聖母長袍的藍色。四周的樹上吊著派對燈飾。凱倫告訴我，氣候溫和的夜晚，農園熱鬧得很。各種年齡的人都聚在一起，聊天、玩牌、煮東西吃、說故事。「我們這些家庭成員不會各去各的房間，單獨吃飯，互不交談。」

突然間，我放眼望去，看到的都是生活的痕跡和人與人的連繫。在這裡，整個社區聚在一起悲傷、開懷、勞動、煮食、打牌、跳舞，並且耕種。難道就靠建立了這些連繫，

「綠色之家」與其他城市農園便可增加居民的蔬菜攝取量，改善居民的健康？我想知道答案。

參與市場日，拉起社區居民的連結

下個星期二，早上五點三十分，我癱坐在第七大道地鐵快車堅硬的座椅上，再次北行。我的計畫是去幫忙「綠色之家」採收蔬菜，然後在每週一次的布朗克斯中區農夫市場賣一整天的菜。

我走下架在空中的鋼鐵月台，出口是西農場廣場。這個站名提醒了我，很久以前，這一片鋼筋水泥曾經是農場的土地。當我抵達東翠蒙大道時，凱倫的本田車疾駛過街角，車速只減到讓我跳上後座，就恢復疾行。前一天，她開車來回賓州州立大學，擔任賓州婦女農業網會議的主講人。儘管只睡了四小時，她的心情極佳。

「早！」這聲招呼她幾乎是唱出來的。天色尚是漆黑一片，我一點都不覺得是早上。「你準備好來賣菜了嗎？車裡這位維多利亞已經把蔬菜全採了，所以，你晚了一步。」

我探頭望向前座頭墊的另一側，跟維多利亞打招呼，她是凱倫的鄰居兼農友。這個瘦小的女子可以隻手完成任務，裝滿後車廂一大筐一大筐的鮮採無頭甘藍、羽衣甘藍、黏果酸漿，還有一捆捆的香料草葉？我難以相信。

維多利亞會的英文有限，而凱倫只能說簡易的西班牙語，可是她們溝通起來毫無窒礙。她告訴凱倫，除了採收所有蔬菜之外，她還做了幾十份裡面有雞肉餡的墨西哥粽，打算和農產品一起在市場出售。

在黎明前的微光中，我們在布朗克斯中區彎來拐去，車子一度短暫停下，從一輛車身寫著Troncillito農場的運貨車裡，取出六箱蔬菜，裝進我們車裡。凱倫解釋，當「綠色之家」的收成逐漸減少，她會用農園的資金向上州的有機農場進貨。

「現在，一轉過這個街角，我只要見到藍色，」凱倫說，車子做了最後一次右轉，駛上拉芳田大道。「就知道今天會一切順利。」

果不其然，就在我們前面，挨著翠蒙公園的人行道上，我見到一整排藍色帳篷，架在摺疊長桌的上方。桌子後面坐著蘭迪跟巴特勒太太，蘭迪是雇來的助手，巴特勒太太則是八十歲神采奕奕的義工，不分晴雨都來市場幫忙。

我們打開一箱箱農產品，凱倫示範如何擺在展示桌上。蘭迪抓起一箱蘿蔓，開始一個個丟成堆。

「小心那些蘿蔓，」凱倫提醒。「你要像對待女人一樣待它。」蘭迪大笑，但是他真的放慢了速度，更有技巧地排列這些蔬菜。

當太陽升起，來攤位幫忙的附近居民一個個現身。他們每個人都跟凱倫有獨特的連繫，加入「綠色之家」的理由各不相同，而每個人都給了我一個新角度，看到城市農場（及農夫市場），可以如何對一個社區提供有力的預防性醫療。

取得蔬菜越容易，越能攝取更多蔬菜

第一個到的是雪莉。雪莉對挖土的興趣不大，但是自認是「綠色之家」的成員，跟凱倫、維多利亞沒有差別，因為她擔任農夫市場的財務長。她告訴我，參與「綠色之家」給她的生活帶來種種正面的影響。

她開始吃更多蔬菜，體重跟著減輕，也比以前更有精力，而且她也跟自己的根源重新建立連繫。她的父母來自波多黎各，但是她從來沒學西班牙文，對自己家族的文化了解不多。由於經常和市場義工及主顧接觸，她現在能以西班牙語交談，也學會煮幾道波多黎各的傳統菜色。

市場開市這天，雪莉的工作之一是集中顧客用的所有食物券，記入一個大帳本，以確保「綠色之家」能換到錢。發行食物券的機構之多，令人印象深刻，有當地的，也有州級的，還有聯邦層次的，它們都對農夫市場購買的食品給予補助。她屈指列舉這些組織：「Wholesome Wave，EBT卡或食物票，HealthBucks，WIC計畫，農夫市場兌換券，Senior Money。要什麼有什麼。」[3]

就在這時，一對年輕夫妻出現，推著嬰兒車走向攤位。這個時間，一般的青春期男女絕對還沒起床，他倆的生理時鐘顯然被娃娃（睡得正香）重新設定了。父親落在後面，前後輕晃嬰兒車，母親則開始挑選桌上的農產。她檢視番茄表皮的霜凍痕跡，有點擔心。

「用來做莎莎醬正好。」維多利亞以西班牙語說。她正在附近整理香菜，我看得出來，她一直以母性的眼光注視這對夫妻走近。維多利亞告訴那位母親，番茄是她那塊地的

3 譯註：Wholesome Wave：一家非政府組織，為了幫助低收入居民增加食物營養，提供票券將政府現有農夫市場食品的補助加倍，目前在全美五百家農夫市場推行。EBT卡：州政府發給低收入居民的電子現金福利卡。HealthBucks：紐約市衛生局發給EBT卡持有者的農夫市場專用券，當他們以EBT卡購買農夫市場食物，每花五元可抵用一張面值二元的票券，相當於以六折價購買。WIC：聯邦透過州發給的婦女與嬰幼兒低收入福利，用於補助營養。Senior Money：紐約州政府給低收入年長居民的票證，用來兌換農夫市場食物。

出品，然後分享了自己喜歡的莎莎醬做法。年輕的母親聽得很認真，問了幾個問題，向娃娃的父親點點頭，後者也在注意聽。終於，兩人挑了四個比較漂亮的番茄放在一旁。

接下來，他們的目光轉向一籃珍珠般的香檳葡萄。葡萄看來十分完美，因此兩人毫不遲疑，放進打算買的那堆。他們又挑了兩棵蘿蔓、一束香菜、一個洋蔥（做莎莎醬用）、五個麥金塔蘋果、兩個甜菜頭，以及一磅洋芋，然後把食物券遞給維多利亞。雪莉過來幫忙計算。經過兌換券的扣抵，他們只要付五塊錢。成果居然這麼豐碩，實在是太好了！夫妻倆看來很滿意，把買好的東西裝進嬰兒車，往街頭走去。

「如果他們是去速食店，像很多年輕夫妻那樣的話，」雪莉說，手勢比向街頭的金色雙拱門（麥當勞的黃色M標誌），流露厭惡的神色，「會花更多的錢，買的卻是垃圾食物。有多少人分不清事情的優先次序，太令人訝異了。那些人有錢做指甲，卻沒錢買新鮮食物。」她指著就在市場正對面的一家美甲沙龍。「指甲加長要四十元，然後每兩週再花十五元保養。想想這些錢在這個市場可以買多少東西！」

依我剛才所見，很容易想像農夫市場比超級市場更能鼓勵人多吃蔬菜。在一般超市，食物券被拿來交換糖霜麥片和加工乳酪的機率，不會低於用來買綠花椰菜。但是在布朗克斯中區的農夫市場，只賣農產品，大家沒機會去買雜貨店內一排又一排令人手癢難熬的不健康食品。

「綠色之家」的攤位也比一般超市更方便。它坐落於布朗克斯中區的心臟位置，就在人行道上，不管去銀行，還是去翠蒙公園、當地學校、社區中心，都可以經過這裡，隨意地買點菜。

都市中食品購買形式的調查研究顯示，如果買蔬菜是順路的話，居民選購的機率更高。而有意義的社會性交換，正如我目睹的維多利亞跟年輕母親交談的那一幕，會使這種交易更令人心動。

年長者加入城市農耕行列，更能健康長壽

兩個戴著眼鏡、看來身體壯實的女子出現在帳篷裡。她們似乎不到六十五歲，後來我發現兩人都八十好幾了，十分吃驚。她們跟正在綁香菜的巴特勒太太打招呼。

「南布里太太！維芙爾太太！」凱倫叫道。「現在，幫我賣菜的三位女王都到齊了！」她向三人展開雙臂，彷彿給她們一個大合抱。她們吃吃地笑。

南布里太太和維芙爾太太出生在牙買加，說話仍然帶著島上的鄉音。她們對我和帳篷

裡其他人，都稱以「親愛的」。巴特勒太太來自南卡，每個人都是她的「甜心」。三位女王都在農場長大，不過在布朗克斯已經住了幾十年；她們每一個都告訴我，愛極了自己在「綠色之家」的那塊菜圃。

「國王駕到！」凱倫宣布。三女王及所有人一齊轉頭，注視一位穿著得體的男士，高身材，唇髭灰中帶黑，頭上一頂斜戴的貝雷帽。他是亞歷山大先生，「綠色之家」的農夫市場團隊沒有他可不行。他負責附近翠蒙農園的財務，是唯一一間活動廁所的鑰匙持有人。巴特勒太太向我靠過來，告訴我亞歷山大先生也是個好農夫。

知道了我在這兒是想好好了解「綠色之家」，亞歷山大先生問我想不想參觀翠蒙農園，我很樂意地接受了邀請。我們走過馬路，留下三位女王、雪莉、凱倫招呼買菜的人。跟女王們一樣，亞歷山大先生也在農場長大，他來自維吉尼亞州 South Hill。他說自從十八歲離家上大學後，已經在布朗克斯待了五十多年。

「為了脫離農場，我卯足了勁兒，我向自己許諾，永遠不回去，」他說，一邊打開農園的門。「可是在這兒，種東西反而變得有意思了。在農場上，你得從日出做到日落。在這裡，你可以出去跟人交談，對沒種過東西的人分享心得。你可以按自己的步調工作。」

我蒐集的研究報告指出，雖然城市農耕可對各種年齡的人提供預防性的醫療，然而對老年人特別有價值。五十歲以上的園丁比起非園丁，較少發生跌倒、憂鬱、失智的現象。看著亞歷山大先生照顧他那塊地，很容易明白為什麼如此。

他抬、拉、挖、推，有時像舞者一樣以單腳平衡身體。這些活動都在協助他保持平衡感與肌力，以及令人印象深刻的靈活。同時，他在做成千上百個小決定：花，種這裡最好；南瓜，最好留在那裡……。大腦的這類活動究竟如何抵擋失智，我們並不清楚，但是看來十分有效。研究顯示，從事任何一種引人投入的休閒活動，不管是打高爾夫球還是下棋，對於保持認知能力都可能有類似效益。

離亞歷山大先生那塊地不遠，有一張桌子，旁邊坐了兩位上年紀的男士，低著頭一心一意看著棋盤。還有兩位年歲跟他們不相上下的女士坐在長椅上聊天。

「她們坐在這裡，話匣子一打開就不停，害得我有時候要逃回辦公室。」亞歷山大先生發牢騷。可是我看得出來他只是在開玩笑。

對某些人而言，變老會使他們跟社會隔絕，但是從我所觀察到的情形及閱讀的研究報告看來，都市園藝活動提供了終身保持社會連繫的多種機會。關鍵在於，不要停止種菜。我看到的一個研究說，健康的老人放棄園藝後，身體會在十二個月之內出現衰退。[4]

吃蔬菜會傳染

幾個學齡男孩走進農園。今天是選舉日，學校停課一天，他們來幫忙農事。據亞歷山大先生說，孩子有各式各樣的理由來農園：找爺爺奶奶，跟小貓玩，志願加入課外園藝活動。當然，有時候他們會偷採一兩棵菜——可是我們也都想這麼做，不是嗎？

男孩每人拿起一把鋤頭，開始除草。我注意到其中一人停頓了一下，從藤蔓上摘了個什麼放進嘴裡咀嚼。我看著他，想起一小時前我在市場目睹的一次互動。一個年輕女子走近攤位，後面跟著三個孩子。看來她的目標是甜菜。

「是啊，這些甜菜是今天早上摘的，你一定要帶回家。」凱倫親切地推銷。女子也熱切地點頭。「甜菜頭上的菜葉只要炒一炒，加點洋蔥、大蒜就是一道菜了。拿著吧，親愛的。」

女子拿了甜菜，帶著孩子走了，每個孩子嘴裡都嘎嚓嘎嚓嚼著一顆快樂農園的蘋果——凱倫給的禮物。凱倫轉身向我點頭，「感覺真好。」

4 這項研究並未說明，究竟是放棄園藝才導致身體衰退，還是放棄園藝本身就是身體衰退的早期訊號。

脆咬蘋果的孩子臉上純粹的喜悅，還有翠蒙農圃裡揮鋤的男孩，都讓我覺得自己正在目睹一個「傳染」時機。對這些兒童來說，多吃一口新鮮蔬果的感官體驗，可以轉譯為一輩子更多的蔬食攝取，而栽培蔬果的行動更可加強後者發生的可能性。

有項研究，調查的是布朗克斯南區和哈林中區，作者發現吃當地農產攤位食物的兒童，每餐食用水果、蔬菜的機率更高。而參加學校或社區的園藝計畫，同樣會引發正面效應，能培養孩子對「難吃的」蔬菜：如菠菜、甜菜、瓜類產生喜好。

這些研究也顯示，大人如果接觸到這些小園丁兼蔬食愛好者，大人的蔬菜攝取量也出現增加。進食新鮮蔬果的傾向就像病毒一樣，席捲整個社區。這可是一種將令所有公衛人員額手稱慶的流行病！

城市耕種也能成為社區創業的溫床

當我回到農夫市場，一早的忙碌已過，帳篷裡每個人都在談選票上的本地候選人。這次是期中選舉，所以大家可以討論的不多。不久，話題轉向麥可傑克森，他臨死前負責照顧他的醫生，剛被判過失殺人罪。

「麥可真可憐，」凱倫說，用的是通常保留給親友的那種同情語氣。「環繞在他四周的人全是騙子。他的鼻子都快要沒了，也沒有人告訴他。」

凱倫的表親克文出現在帳篷裡，兩腋各夾一個蛋糕烤盤。他被華爾街公司解雇後，下決心追求自己真正的志趣，做個糕餅師。在凱倫的邀請下，他最近開始在「綠色之家」的攤位兜售產品，現在已經有固定主顧。我於是了解到，農園關係網孕育了許多不同的小型新創企業，包括維多利亞的墨西哥粽、克文的蛋糕。

「我痛恨見到現有制度把人擊垮。」凱倫說，一邊重新安排番茄，落成大膽的金字塔形，使番茄看來更誘人。她解釋，最開始他們只是幾個農園攜手合作，如今成為一個有結構的組織，提供墊腳石讓社區成員自創更多機會。

刺激經濟這個元素，在我當初思考社區農園的公共衛生效益時，並沒有考慮進去；然而，貧窮與缺乏機會，跟慢性疾病與低預期壽命，雙方的相關性在獨立研究中不斷重覆出現。提供人生的目標感、建立收入的新來源，在此成為「綠色之家」孕育健康社區的又一個方法。

蔬菜多，居然能使犯罪率降低?!

「新～鮮～蔬菜，我們來種你來吃。」凱倫在叫賣，兩手環成號角狀。

幾十個幼稚園的幼童由一位老師領頭，出現在拉芳田大道另一端。他們穿的連帽厚外套和背的背包全都色彩鮮明，看起來就像一列啾啾叫的鸚鵡。他們過了馬路，經過農產攤位的前面，凱倫向他們揮手，開始唱道：「記得吃蔬菜喲！」他們也向她揮手，老師當中有一位露出微笑。顯然他們都認得凱倫。

兒童兩人一排，走到翠蒙公園的入口拱門下面，目標是公園裡的遊戲場。我從人行道可以看見公園的美景，碎石步道，修剪完美的草皮，還有秋葉燦爛的楓樹。凱倫告訴我，公園因為「綠色之家」而起了變化。

「八年前，這裡面全是毒販，」她說。「然後，市場開始來這兒擺攤，緊接著，就看到公園局開始進行維護，警察常來巡邏，於是毒販不見了。」

犯罪率降低！這是社區耕種發揮的另一個健康效益。突然，我們對治安的談論給了我一個想法。我在自己的背包裡翻檢，拿出社會學家桑普森（Robert Sampson）寫的系列文章。莉特的論文提到桑普森的研究，我覺得題目很吸引人，幾天前我在來紐約的飛機上快速瀏覽了一遍。當時我感到裡面社會學的術語太多，可是現在再次閱讀，我燃起新的興趣。

根據這些論文，凱倫說的一點也不錯，農夫市場是降低了犯罪率，不過作者提出的解釋，比市場離公園近的這個事實要複雜得多。

就因為集體功效感嗎？桑普森及同仁調查數千名芝加哥居民，想要了解為什麼犯罪率在不同的鄰里間差異這麼大，即使社經地位相似也是如此：有些低收入社區幾乎沒有暴力罪行，而他處卻相當盛行。

同樣地，比較富裕的地區雖然整體犯罪率較低，可是有些高收入社區發生的攻擊與偷竊事件，歷來多於別的地方。他們的結論是，影響犯罪率最重要的一點不是經濟地位，而是所謂的「集體效能感」（collective efficacy）：全社區對於社區成員能夠透過團結合作來發揮影響力所抱持的信心。

深信集體效能的鄰里，更可能有一個監督治安的社區志工群體，向警察舉報可疑人事，告知家長子女逃學，或是組成「上學安全路線」委員會。集體效能感也跟許多其他正面的健康效應相關，如自我健康評估較佳、傷殘時日較短。

那麼，什麼可以提高集體效能感呢？幾乎就是我在農園跟農夫市場見到的一切。多世代共同合作、講故事、共進可口的餐點、孕育創業機會、討論政治、在陽光下體力勞動、對鄰居表達善意、在市場義務幫忙、跟家族傳統建立連繫、獨立自主的意識、跟本地機構的互動、下一代的參與——這些全是「綠色之家」在一度破敗不堪的布朗克斯中區所點燃的集體效能火炬。

又是什麼點燃了「綠色之家」的火炬呢？靠的就是屈指可數的幾個不安於現狀的人，凱倫便是一位。當初誰想得到，在空地上弄幾個植床種點菜，會引發如此深遠的後果，如犯罪減低、失智減少、身體質量下降、蔬菜攝取增加？城市耕種能夠提供如此有力的預防性醫療，而直到不久前，我還不曾拿它當處方開給病人，豈不令人詫異！

要健康，就要愛你住的地方

不久以後，我打電話給丹佛的莉特。她話中洋溢的熱情，一如科羅拉多大學網頁上她那張充滿陽光的相片。莉特告訴我，她在約翰霍普金斯大學取得環境健康博士，起先興趣放在都市有毒垃圾的堆積地點與清除方式。為了博士論文，她在巴爾的摩市低收入社區做過很多訪談。

「我跟附近居民講述工業化地點的危險，」她說，「而他們卻更關心食物跟治安。」

莉特回溯自己研究生涯出現的轉折，當時一位同事海恩斯（Patricia Hynes），同時也是《一小塊伊甸園》（*A Patch of Eden*）的作者（該書談的是城市貧民區的園丁），邀她參加波士頓 Dudley Street Project 的野餐慶典。

「左鄰右舍把一塊空地改造成農園，他們對自己的努力感到很自豪，參加慶祝的人什麼年齡都有。啊，還有新鮮的食物……。」她彷彿回到過去，聲音小了下來。「就在那天，我停止了傳統的風險科學研究，開始在腦中描繪自己的工作新焦點：土地的再利用與身心健康。」

莉特成了城市農園的熱愛者，她把自家那條街區的各家前院改造為準社區農場。我跟她分享我造訪布朗克斯的經驗，我們討論「集體效能感」作為一個重要媒介，如何影響我親眼所見的一切健康效益。

「可是，」她說，「說到底，是不是一定要種菜才行，我並不確定。」

「什麼?!」我說。

「是啊，我猜如果你有一個賞鳥人組成的社區群體，說不定也可以獲得所有這些正面的健康效益。我們的研究發現，社區的美觀，跟健康改善的歷程（例如集體效能感）有高度相關性。而後者又能影響自我健康評估。假設你不覺得周圍環境很美，不值得天天花精神照顧，那麼你就不會出門、不會到處走、不會跟其他人產生連繫、身體不會得到活動。最終，這一切都和美感有關。」

我想到翠蒙農園和在裡面尋覓避風港的老人與男孩，我想到樹立九一一祭壇的那些人，還有那天在市場認識的大部分人，他們所表達出對當地的自豪感。這些人的共同點就是，在自己的社區看到了美。

不過，跟賞鳥人尋找的美不同，他們的那種美來自於親手所創的「綠色之家」農園。有這種美的感受，才能驅使大家出門、走動、翻土、溝通、種菜，而那些菜又會使大家變得更加健康。

這不就是一個永續的循環。

豐饒的城市農園就是居民健康的守護者

三點鐘市場收攤，我坐凱倫的車回到她家。她下車，遞給我一袋菜梗，裡面還有一整天在市場修剪下來的碎葉殘枝。

「拿去給那些母雞，跟她們說說話。告訴她們，每個星期你們都有新鮮蔬菜——包準她們樂得什麼都願意幹。」

凱倫衝上人行道，提著一包剩下的蔬菜，大喊：「雪柔！」她帶了菜要給一個鄰居。

我坐回九一一祭壇旁的長椅休息，看雞享用蔬菜碎屑。這時候，有其他居民在自己的園圃裡耕種，不過，跟喧囂的市場相比，這裡仍然像個避風港。我以新的眼光注視農園的植床；我現在明白了，何以小小的菜圃對整個社區發揮的健康影響力，遠非單位面積的維生素C或胡蘿蔔素含量所能估算。

土荊芥也許一次只能用小小幾莖，可是它一定要混入一大鍋高纖維、高營養而不易煮熟的豆子。黏果酸漿用量再小，似乎都在請求跟雞肉、辣椒、香菜一道燉煮，然後配上自製玉米餅（原料來自沿著籬笆種的一排玉蜀黍）送上餐桌。這麼新鮮的無頭甘藍和地瓜不需要其他配料，也就是說它們絕不等於味同嚼蠟的罐頭蔬菜——後者浸在鹽、防腐劑、不健康的油脂裡。一旦你開始在家裡烹調甘藍和地瓜，你就會充滿靈感，乾脆每一道菜都自己做，根本不會去連鎖店買快餐。

還有，那叢薄荷香草要不要用一點？它是提升情緒的藥草，可以摘下泡茶，給農園裡所有人帶來立即的快樂。我不知道這種藥草是不是源自古巴，或者波多黎各，也可能是多明尼加，我接著想到，所有這些菜種都來自遙遠的地方，由這一代或更早的移民攜來紐約。而那些種子長成的作物給了「綠色之家」園丁一種特殊身分，一種跟傳統飲食的連繫，後者要比他們日常在附近雜貨店、便利商店、超級市場所見的食品都更加健康。這一切全是預防性藥物，而且近在眼前，隨手可擷。

從植床到病床——食物沙漠地區的悲歌

我在灑滿陽光的廚房裡找到凱倫。她已經換下髒兮兮的園丁衣服，穿上熨得筆挺的卡其褲和襯衫。她戴上眼鏡，從袋子裡撈出一個身分識別牌，掛在脖子上。過去二十四小時睡不到四個鐘頭的她，正要開始正職工作。她是當地一所醫院的出診物理治療師。

這次車子往東開，朝布朗克斯的內海景區而行。附近環境看起來更工業化，不像她住的科洛透娜區那麼整潔，我沒看到任何園圃。凱倫在停下來的每一家，指導行動不便的病人做一系列和緩的運動，同時她關於食物和食譜的談話從未間斷。

P太太患有癌症和晚期風濕性關節炎，全身疼痛。她說止痛藥使她便祕，凱倫於是給她一張可以緩解副作用的食物單。單子上有梨子，凱倫答應下星期會帶點農夫市場的梨子來。

最後一站是 Castle Hill 國民住宅，迷宮般的多幢紅磚大樓，周圍只有水泥地。一個年輕人穿著帶汙跡的四角內褲，在四樓一間公寓門口跟我們打招呼，看來好像幾個月沒出過門。在空氣不足、油漆剝落的最裡間，我們見到R先生，他仍然一身醫院病服，坐在下陷的床墊上看電視。

R先生今年四十九歲，可是看起來十分老邁。糖尿病導致的腎臟問題已經進入末期，他最近還剛動過心臟冠狀動脈繞道手術。很不幸，手術傷口感染了抗藥性金黃色葡萄球菌（MRSA），現在疼痛和虛弱使他下不了床。

R先生的房間地板上堆滿了東西，幾乎沒有空間可以走動。可是，他和凱倫仍然設法做了一些溫和的體操，以床和電視機作為支撐。當R先生慢慢伸展二頭肌或抬起大腿的時候，兩人聊起體育，為重量級拳王人才的缺乏而同聲感嘆，有一會兒R先生似乎忘了自己的重病。我們離開時，凱倫在廚房放下一袋蔬果。看來「綠色之家」是人人有分。

到了外面街上，凱倫告訴我，她有一個移動式巡迴市場的夢想。

「跟賣冰淇淋的小貨車有點像，可以把蔬菜載來給這裡的每一個人。」她環顧沒有樹的周遭，遍地的混凝土。「你看，這裡什麼都沒有。」紐約市生鮮食品中央批發市場所在的亨特角（Hunt's Point），和這一區就隔著一道內海相望，直線距離兩英里，而 Castle Hill 卻屬於極度的食物沙漠，反差分外強烈。

「食物脫離不了政治，」她說，嘆一口氣。「你的食物品質，絕對跟你的政治實力成正比。這裡的人吃到的是殘渣。」

我們開車回布朗克斯西邊的時候，我想起這些年來照顧過的一些病人，他們過早病倒，行動受限。其中不少人住在舊金山市的食物沙漠，如訪谷區和灣景區。正如布朗克斯中區，這些地區的居民預期壽命比附近的富裕社區要少十五到二十年。當然，更好的基礎醫療、交通、房舍、學校、工作，更多的公園乃至超市，都是扭轉統計的必要因素。

可是，近來我開始在這些社區目睹另一種介入手段，其重要性或許不相上下，那就是空地慢慢變為農園，而所有跟食物相關的活動都隨之出現，像是農夫市場、巡迴市場、食物交換、園藝課、烹飪課，以及頗具生產力的家庭菜園。舊金山的霧或許阻撓豐饒的收成，但是（你我皆知）重點不在那裡。

光是都市有綠洲存在，就足以協助社區居民改進健康。凱倫似乎是我肚子裡的蛔蟲，她告訴我，她的物理治療影響所及的病患，要是能早一點受到她的農園影響，幾乎每一個人的命運都會大不相同。她談起自己的退休計畫。

「再過三十三個月，我就可以全力做這件事。」她今年五十七歲，六十歲就可以退休。

我們回到一百三十街和大廣場，這剛好是我探險的起點。凱倫停好車，我們要搭火車去曼哈頓。之後我打算直接上床，而凱倫則是去格林威治村接受一家電台訪問。

打造健康社區的處方箋

1. 擺在前台——

就像凱倫所發現的，在前院耕種會鼓勵鄰居一同效法。莉特視前院為社區食物的下一個拓荒目標；只要日照和空間容許，她建議大家鏟除前院的草皮與觀賞性灌木，改種一年生花卉以及食用作物。

在自家前院幹活，一如在社區農園，園丁有更多機會跟鄰居互動；同時園圃本身就在傳遞一個訊息，說明社區生氣蓬勃、生產力高。可惜全國各地都有傳聞鄰里委員會和城鎮管理委員會開罰單給前院的園丁，指稱他們造成不協調、難以入目的公共空間。

或許，只有等到大家能真正理解，許多的小塊地可產生健康效益之時，養護需求不高的灌木才會被視為不美觀，而番茄藤和胡蘿蔔莖才會變為世人普遍接受的美感。

2. 小就是美——

社區農園和公共綠地不需要大，只需要地點方便，得到保護，而且吸引人。要是設計、維護得好，就連只有一張舒適長椅的口袋型公園，都可在維持社區健康上扮演要角，因為它能吸引大家走出家門，跟人互動，享受自己的社區。

3. 帶進學校及其他地方——

研究表明，學校農園和「可吃的教育」（edible education）是培育新一代蔬菜食用者及栽培者的有效方法。「可吃的教育」指的是，利用種植蔬果對兒童進行範圍廣泛的各類教學，包括烹飪、語言藝術、數學和自然科學。

我兩個孩子在柏克萊聯合學區上學，我在區內的幾個學校農園擔任過志工，親眼見到花時間在泥土裡玩，會使兒童願意到戶外，願意嘗試在家裡絕對不會碰的奇怪蔬菜。可吃的教育一如前面提過的其他例子，其健康效益遠達校園以外，小學生園丁的父母等家人，都報告自己吃的蔬菜更多。

還要順便一提，老人院、本地店家、宗教集會場所、社區醫院和診所，都各有不同的機會可以創造社會連繫，讓社區接觸到園藝及其帶來的一切健康效應。

4. 食物（分享）即藥物——

主辦蔬菜交換會或即興野餐會。分享食物是認識鄰居、建立「社區效能感」的極佳辦法。我們已經了解，後者是一個健全社區的重要媒介。

5. 開始要簡單——

一開始的目標只要定為：把自己弄髒，跟鄰居一起種點東西。你也許不信，這麼簡單的一件事，就可成為改善整個社區健康的催化劑。就像莉特的解釋：「環境改變本身，不足以對抗肥胖或慢性疾病的增加率。

還需要有力的社會組織，才能讓居民跟這些改變發生連繫。農園很特殊，因為它是改變本地環境的一個有力的社會組織。」

是的，而一個有力的社會組織，就從你開始。

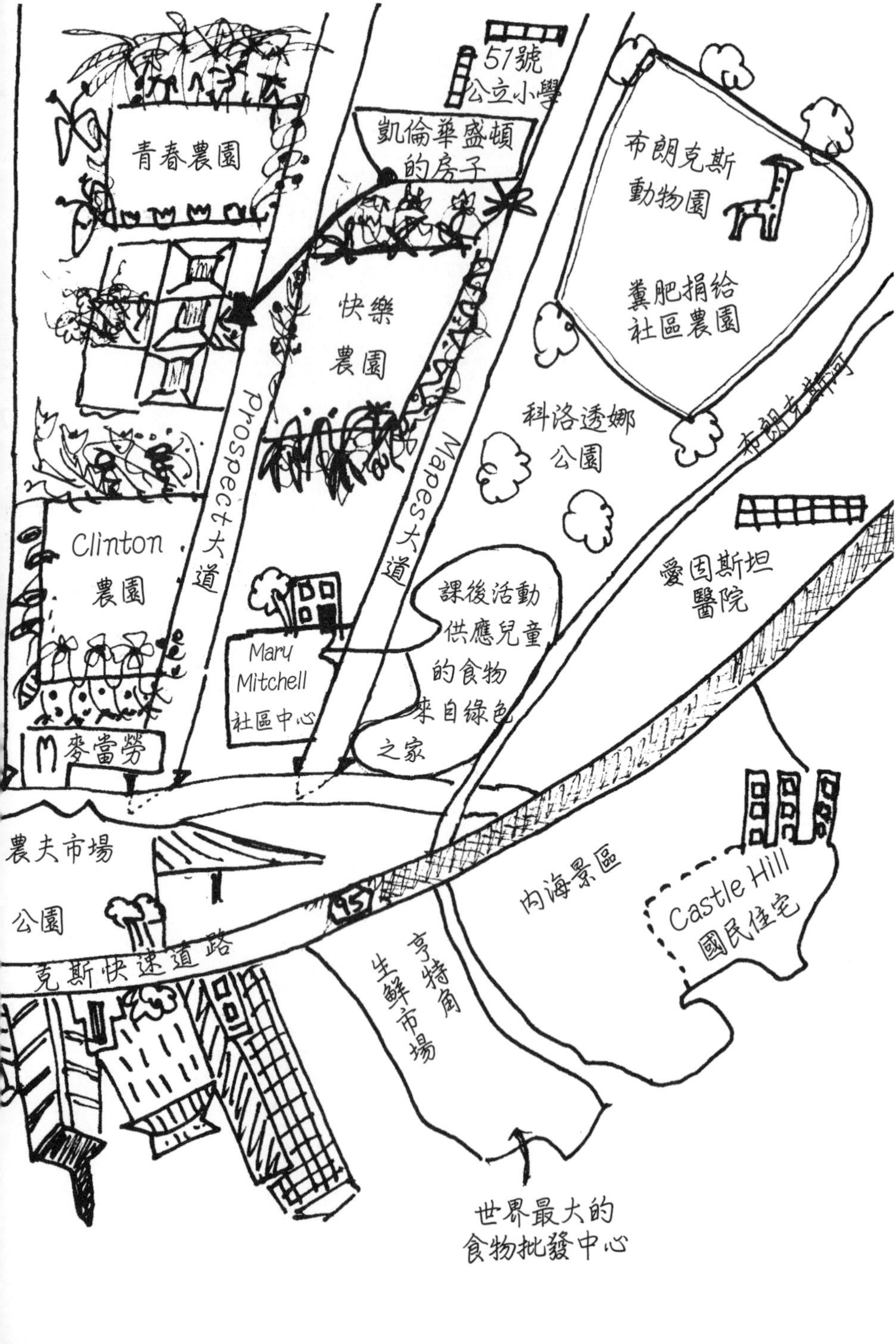
51號
公立小學
凱倫華盛頓
的房子
青春農園
布朗克斯
動物園
糞肥捐給
社區農園
快樂
農園
Prospect大道
Mapes大道
科洛透娜
公園
布朗克斯河
Clinton
農園
愛因斯坦
醫院
課後活動
供應兒童
的食物
來自綠色
之家
Mary
Mitchell
社區中心
麥當勞
農夫市場
公園
克斯快速道路
95
內海景區
Castle Hill
國民住宅
亨特角
生鮮市場
世界最大的
食物批發中心

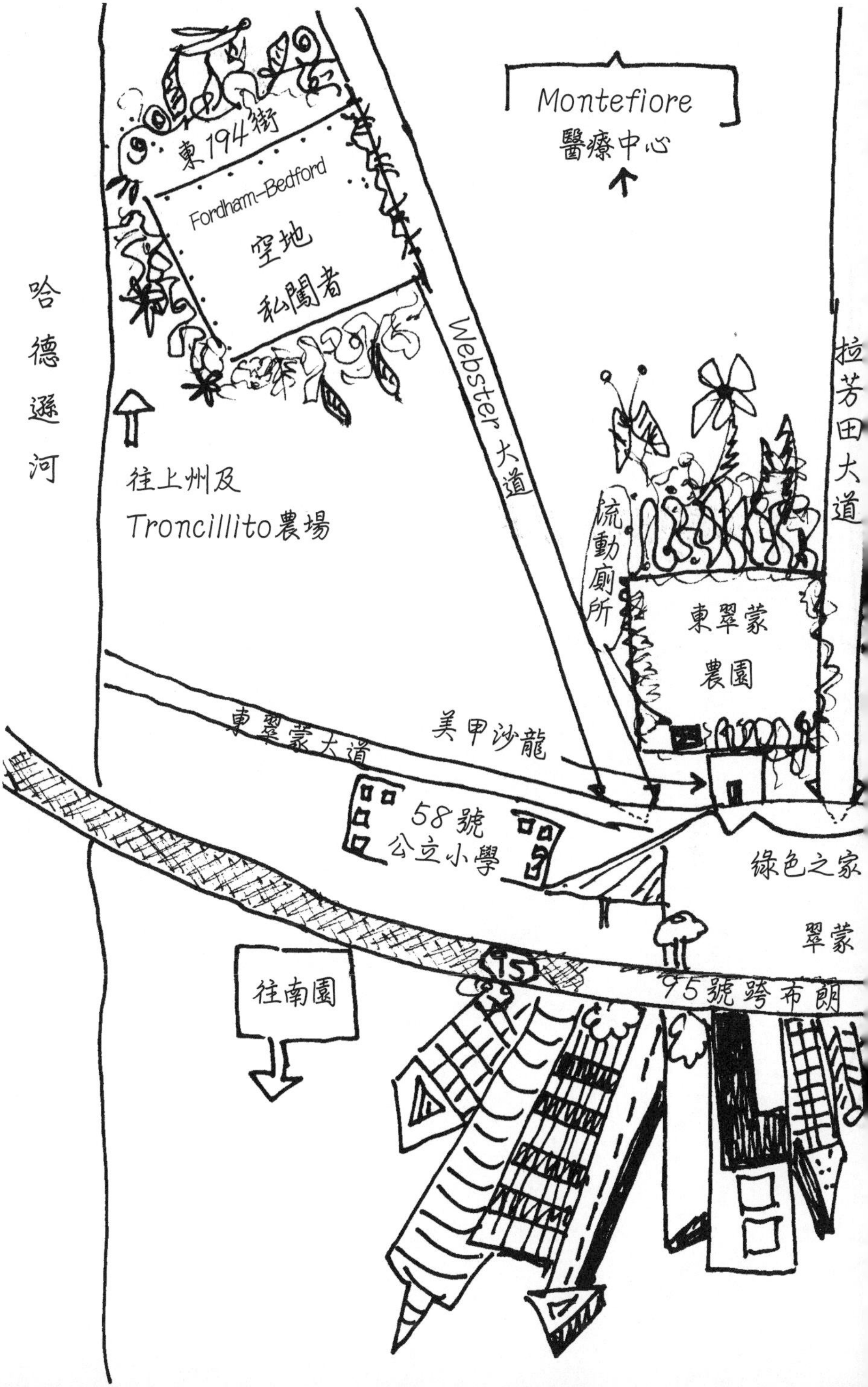
東194街
Fordham-Bedford
空地
私闖者
Montefiore
醫療中心
哈德遜河
Webster大道
往上州及
Troncillito農場
流動廁所
東翠蒙
農園
拉芳田大道
東翠蒙大道
美甲沙龍
58號
公立小學
綠色之家
翠蒙
往南園
95
95號跨布朗

第六章

香氛草本農夫的永續美麗之祕

晨霧農場
華盛頓州弗魯特藍

對這些農夫來說，
最重要的是自己不斷向作物與純露灌注愛護和心力。
或許是純露所含的抗菌性揮發物治癒了我的紅疹，
然而，農夫的愛護，使我感到自己的美好，
使芭比波朗所說的「負面的自言自語」歸零。

醫療介入手段的目的不是恢復原貌，也不是恢復到最佳可能狀態，而是……改進強化人體，這是人類歷史上的第一次。

——Wolfgang Harth, Kurt Seikowski, and Barbara Hermes〈Lifestyle Drugs in Old Age〉

綠色女巫兼草本農夫安妮・哈曼就算兩腳實實在在接觸地面，依然刻畫出難以磨滅的形貌。她高立於蒸餾棚裡的一座矮台，一頭銀髮混入蒸騰的霧氣合而為一，長臂瘦骨嶙峋，深深插入閃亮的銅質蒸餾器腹部，彷彿來自另一個世界。

也許，我們當天早上蒸餾的八十磅新鮮採收的洋甘菊，對我的視覺有所加成。在六月的溫暖空氣中，芳草的甘甜分子充滿棚內，在我的大腦裡達到飽和，我掉入一個深邃的幻境，只有發楞的份兒。我呆站在那裡，此時安妮正在進行蒸餾過程的最後幾道步驟——童話般的梨形長嘴蒸餾器倒乾淨，煮透了的植株丟進推土機的漏斗。這些植材將成為堆肥，回到土壤裡面。同時，我們的辛勞成果，也就是一加侖裝的方形罐一共八個，盛滿蛋青色的花水，也叫純露，整齊地放在蒸餾棚地上。

「你看，」安妮說，一頭栽入蒸氣，撈起滿懷的洋甘菊，「每次蒸餾，我都得到最棒的臉部美容。」

當天稍早我曾經問她，她的皮膚是怎麼維持的，尤其就一個五十二歲的人而言，如此滑潤，彷彿滴得出露水來，答案有一部分在此。但只是一部分。未來幾天，我的褐色筆記本將逐漸填滿美容祕訣，我大老遠來到僻處華盛頓州一角的晨霧農場，為的就是蒐集那些珍寶。

美容世界的意外事件

最後這趟農場之旅，起自極私人的原因，而且說來令人羞愧，那是一件雞毛蒜皮的小事：一道深黯、毛毛蟲狀的變色皮膚出現在我的上唇。我不確定它在一夜之間誕生，還是已經發展了一段時間，可是當我終於在四十六歲生日前夕注意到的時候，我決定朝浴室鏡子挨得比平常更近一點。而一旦見到了，我就再也無法忽視這塊黑斑。

黑斑是醫學名詞，指皮膚色素的過度積累，通常是荷爾蒙變化或日照太多所致。這條印記被日漸加深的兩道笑紋包夾其間，顯得分外突出。每次見到鏡中的自己，我就只看得見它。

我丈夫宣稱，他完全看不出來。可是，他是在我第一次懷孕末期，還一直說我美極了的那種人。當時我膨脹到眼睛只剩一條細縫，腳只能穿下浴室拖鞋和特大號的 Teva 涼鞋。要到後來，而且經過逼迫，他才好不容易承認，處於妊娠三期的我不算漂亮。

「噢，這不算什麼，」當我不經意跟朋友雪倫問起自己的黑斑時，她說。「我前額有幾個黑點，顏色深得像戈巴契夫。」雪倫給我看她的一管美白軟膏，是皮膚科醫師開給她的，她說很好用。我看其中的成分，原來是三位鬼祟的小人：強效類固醇、維生素A酸和一種名喚對苯二酚的漂白劑。

那一刻，我心裡有個警戒的聲音在提醒我，多年前我對自己許下諾言，絕不走上醫學美容的不歸路。可是，當你的皮膚光滑完美、一絲皺紋都沒有，遵守原則太容易了！而一條八字鬍般的印痕，絕對是打破諾言的充分理由。畢竟我並不是去拉皮。

因此，幾個小時後，我塗上我為自己開的處方美白藥膏，大剌剌地罔顧一件事實：歐洲已經禁止在化妝品中加入對苯二酚，因為後者會在老鼠身上致癌。一開始，事事順利，深色逐漸褪去，取而代之的是比正常膚色稍淡的色澤，不過這似乎是種改進。

可是接下來，當療程接近第三週的時候，我開始注意到上唇周圍新出現了泛紅的膚色，比較不好看。我急著結束治療，於是強忍住停藥的直覺，繼續推進一週。

令我驚恐的是，兩天後，我一早醒來發現，原來的淡紅變成牛肉的深紅，而且擴散到鼻子周圍和下巴，遠遠超出我敷藥的範圍；看起來就像一個多處突起的猩紅色獸嘴。

我把這些最新發展拍下來，用電子郵件（加上許多驚歎號）寄給一位皮膚科醫師友人，幾分鐘內就接到她的回覆：口圍皮膚炎。這個大雜燴式的診斷詞，被醫生用來涵蓋口鼻附近一切紅疹症狀。雖然皮膚科文獻說，病因大都不明，但是我確知我的發炎來自虛榮心，以及過度強烈的皮膚漂白劑。

剛發現黑斑時感到的絕望，跟此刻心情相比，簡直不值一提。我出現在早餐桌前，兩個孩子發出「咿——噁——」聲；我靠近病人為他們檢查，病人退縮，顯然怕我會傳染給他們。就連我丈夫都很難裝沒看見。我的皮膚科醫師朋友寫道，「只有抗生素可以提供幫助。」所以，我馬上開始服用長達三週的緩釋四環素處方藥。

從第一天起，抗生素就使我極端難受。飯後腹痛如刀割，口裡有金屬味，如果加上一杯酒，還會引發我這輩子曾經發作過的最厲害的那種頭痛。可是，我繼續服藥，因為臉上的大片紅疹似乎一天天好轉。不幸的是，停用抗生素二十四小時後，紅疹跟刺熱的症狀再度回擊。我又一次發出求救信給皮膚科醫師。

「我很不想這麼說，」她回信道，「可是你的抗生素可能要吃更久，而且不保證不會復發。」

突然間，我察覺自己的愚昧。我到底在想什麼？平常連給病人開外用抗生素或低劑量類固醇軟膏，我都要先斟酌再三，現在竟然不假思索地把自己送進虎口，先用了幾個星期強力類固醇（外加維生素A酸、對苯二酚），緊隨其後又是幾個星期的口服抗生素。難道會沒有其他的出路？

我抽出一本參考書，書名《芳療皮膚學》（*Aromadermatology*），作者班素依拉（Jenetta Bensouilah）是英國的針灸兼芳療師。這本書是我前陣子在網上瀏覽發現的，她給建議時根據重要的科學研究，讓我印象很深。如書名所示，內容是講如何以植物精華（芳香療法）治療皮膚問題。

我經常查閱這本書，用裡面的方法治好許多不同的症狀，從兒童濕疹、青少年粉刺，到成人乾癬（或稱牛皮癬、銀屑病）都有。可是不知怎麼，我自己的皮膚出了差錯，卻完全沒想到去書裡找答案。現在，我翻到口圍皮膚炎與玫瑰斑（或稱酒糟）那一章，這兩種皮疹在皮膚科毛病的世界裡是近親。

班素依拉討論兩者的情況，說它們都起自角質層（皮膚跟外界的屏障）受傷，皮膚微生物群的正常平衡遭到干擾，某些細菌和酵母菌繁殖過多，另一些卻消失（就我的病例而言，強效藥劑要負起責任；其他可能的導火線包括暴露於極端氣候、疾病或腐蝕性化妝品）。

她提到，鼻到嘴這塊三角形特別脆弱，因為這裡的角質層比臉上其他部位薄。這一區剛好酸鹼值稍高，溫度也比較暖，這兩個條件促進水分流失，並且助長我們不想要的細菌，以至於皮膚易於受傷。這點解釋了為什麼雪倫的額頭能忍受藥膏，而我用在唇部卻釀成大禍。

班素依拉關於皮膚結構的說明，聽來很熟悉。我回到書架前，抽出《土壤的靈魂》，我踏上向農夫學習的探索之旅，這本書是一個重要的啟示。我隨意翻開，那一頁談的是土壤管理，我讀到：

種子植床的預備方式，往往破壞了土壤結構，造成水土流失、土質過度密實以及有機物氧化。例如，一種常見的傳統方法是：秋季使用板犁，春季碎土，最後以耙鬆土。年年這麼犁田，會造成硬磐出現、有機物和富含生命的表土埋進缺氧層、底土露出而被風雨侵蝕、水分的毛細管作用無法進行。

這個段落的結語是：「經過最後的耙土，田地看起來也許不錯，但是土壤的耕層已經付出很大的代價。」

從金禧農場艾瑞克那裡，我已經明白我們跟土地的緊密連結。可是，這是我第一次充分體會，皮膚（人體最大的器官）竟然能夠反映土壤的結構和功能：兩者都可分為三大層，外加最表面由死細胞組成的一個保護層（腐植土或角質層）。

各自的第一層都庇蔭許多微生物，皆負責跟外界交換水分、維生素、礦物質與氣體；而且都不斷產生新的結構，或許是頭髮、皮脂，或許是草葉。一如土壤健康可作為農場健康的氣壓計，我們的皮膚（最容易看到的器官）也是整體健康的一把量尺。不能否認，就在我的鼻子邊緣跟下巴尖端之間，躺著一片犁得過度而被掏空營養的土地。

那麼，角質層要怎麼重建呢？班素依拉的忠告包括，避免太辣的食物、糖、酒精、柑橘類，這類飲食可能直接刺激嘴的周圍，或是升高皮膚的溫度和酸鹼值。她建議對這一區好好呵護，不要受到日曬雨淋，可以戴一頂寬邊帽，或塗上廣效型防曬霜，同時避免極度寒冷、風吹、高溫。

最後一點，可能也是最重要的一點，她提醒大家不要用腐蝕性或誘發過敏的化學藥品，例如果酸、礦物油、對羥基苯甲酸酯、鄰苯二甲酸酯、十二烷基硫酸鈉、人工香精——全是化妝品、洗髮精、牙膏、髮膠、洗面乳、潤膚乳、香水中常見的成分。可悲的是，我的浴室裡差不多所有用品都含有至少其中一種成分，包括我的「有機」牙膏。

接下來，班素依拉提到純露。她解釋，這些水狀萃取液是蒸餾整株植物而得，除了清涼之外，另一個好處是內含的萃取精油具有收斂效果。相較之下，果酸或酒精為基底的洗面乳，會剝奪皮膚的天然油脂，使皮膚炎、玫瑰斑惡化，甚至引發這兩種症狀；純露則不同，在除去髒汙與殘留物之餘，留下完整的皮膚保護層。班素依拉列出的適用純露包括羅馬洋甘菊、苦橙、岩薔薇、薰衣草、玫瑰以及香葉天竺葵。

純露……聽起來似曾相識。我在浴室櫥櫃最下層抽屜搜出一個噴霧式玻璃瓶，這是朋友送我的禮物。沒有說明書，所以我偶爾用來作為室內芳香劑，感覺很好但倏忽即逝，令人有點失望。裡面清澈的液體聞起來有柑橘和玫瑰香，而標籤上的成分短得令人驚愕：香葉天竺葵純露。我儘管心存懷疑，但是現在事情不可能變得更糟了，我好好地噴了一臉的水霧。

我訝異極了，灼熱感幾乎立即消失——迅速到令我猜想，香葉天竺葵說不定有麻醉效果。我繼續正常的一天活動，偶爾停下來在臉上噴霧，然後用乳油木果油保濕，後者是一種厚重的潤膚劑，不含班素依拉所列舉的任何成分。

接下來幾天，我在飲食上加強攝取已知抗發炎的食物如洋蔥、大蒜，還有三種我喜愛的香料——丁香、薑、薑黃。我的皮膚迅速改善。雖然尚未完全回到基本線，但已經足以令我相信自己走對了路。奏效的是純露，是食物，還是只因為我停用腐蝕性藥物？不容易分得清楚，可是，說實話我才不管呢。

我在本地一家天然藥局尋找其他純露，選購了一批帶回，有薰衣草、洋甘菊和更多的香葉天竺葵，種類雖少但是令人陶然——我繼續整天噴灑水霧。後來，紅疹完全消失，可是我不敢停下，擔心它捲土重來。

而且，我感到自己更吸引人，而且更平靜。我已經很久沒這樣的感覺。大家似乎注意到了。朋友主動對我說，我的氣色好極了；而且，似乎有更多病人開始不經意地問起我的美容撇步，或怎麼做到老而長青。問診結束，他們的手放在門把上，嘴裡會說，「噢，對了，你的臉是擦什麼呢？」——完全是純露的關係嗎？我不知道。

從倩碧專櫃小姐到整體觀美容師

幾週後我到聖地牙哥，決定去拜訪天然化妝品公司伊芳希莉（Evanhealy）的首要人物。伊芳希莉是我第一瓶純露噴霧的製造商。我一見到公司創辦人（公司的名稱就是她的姓名），我的本能就告訴我，她提供的美容忠告一定很簡潔。

伊芳看上去五十五到六十歲之間，曖曖含光。不是那種得自拉得過緊或塗得發亮的皮膚所堆疊雕琢的豔光，而是彷彿發乎於內的一種柔光。就我所知，她仍然保有原來的一切皺紋，幾乎沒擦任何化妝品，除了極淡的一抹粉色唇膏，配上一襲粉色絲質的和服式外套。

她的工作坊兼倉庫，看起來跟聞起來都像一家水療中心。在大房間裡，四、五個身著白袍的工作人員坐在一張長桌旁，一邊聽著安撫人心的音樂，一邊把乳霜和瓊漿玉液裝進瓶罐。他們的工作節奏不慌不忙，彷彿手中的產品處理起來很愉悅。伊芳介紹我認識她的丈夫兼銷售主管大衛，兩人多年前在法國南部某塊薰衣草田裡結識。接著，她領我走入灑著陽光的會議室。

會議桌上立著幾十個噴霧瓶，跟我浴室檯子上、書桌上、病人檢查間，乃至於皮包裡放的一模一樣。我告訴她，她的純露最近給我的那段體驗，她的微笑加深。

「四十六到五十六歲之間，在這段更年期裡，女人的確是受盡折騰。兩個禮拜前我人在洛杉磯，跟威尼斯、聖塔莫尼卡、比佛利山莊的當地客戶見面。這些地方等於是美容業的原爆點，人數雖不多，卻代表了更大的人口群，汲汲於尋找不需要打針、開刀的天然美容途徑。就連她們都說：『我不知道自己皮膚怎麼回事。』顯然大家都沒兩樣。我看她們的皮膚，每個人都經過打磨刨光，表皮層完全被微晶磨皮、果酸、水果酵素溶解。」

伊芳告訴我，她的美容事業多年前在精品百貨的倩碧專櫃起步。「那些垃圾，我賣的產品裡面全有，」她意指洛杉磯那些婦女使用的成分。而當時她自己臉上塗的也是相同的東西。

一九八〇年中期，伊芳的父親從大企業退休，搬到聖地牙哥，開設了當地最早的幾家天然食品市場之一。他請伊芳加入，主管化妝品部門，於是「從倩碧到草本的全盤改觀」逐步展開。

起先，她發現來自德國的德國世家（Dr. Haushka）化妝品，一個當時名不見經傳的小系列。侯舒卡博士本人曾經師從施泰納（記得金禧農場那章嗎？），他的產品所用的草本植物，栽培與加工過程完全依循生機互動的原則及自然的規律。

一九九八年，伊芳獲得美容師執照，開始以德國世家品牌的產品為人護膚。然而，當實地經驗逐漸累積，她注意到並非人人有效。該系列太受歡迎，出現爆發性成長，她認為生產過程不再依循早期的嚴格標準。她也注意到新鮮採收和當季性對植物用品極具價值，於是開始在美療中納入本地栽培的作物。

終於，她創設了自己的品牌，出售手工製整體觀化妝品。她的座右銘是：「農場直達臉上」；產品的標籤則寫道：「伊芳希莉，皮膚呼吸」。

「我對植物的個性和栽培過程認識得越多，就越明白我們若要優雅地老去，土壤是關鍵，」伊芳解釋。「比方，薰衣草跟葡萄酒一樣，二〇一〇年份跟二〇一二年份的嗅感會不同。這些差異就轉譯為皮膚上不同的療效。」

我向她請教其他老而長青的撇步，她給我的建議，跟我常聽到，也常告訴病人的殊無二致：吃得健康、多運動、夜晚好眠、做好壓力管理。

「可是，」她提醒，「我們必須克服對於全新身體的偏執，放下緊抱青春不放的心理。現在沒有人再談美麗，大家談的是抗老化……但抗老化違反自然。如果你想把手指插進堤防的漏洞擋住洪水，只能堵一時；如果你要自己感覺美麗，任何年齡都可以辦到。」

接著她站起來，走出房間，帶了另一個小噴霧器回來。

「這是蠟菊純露，很特別的一種。真的十分少有。」我一臉沁入水霧：些許皮革，些許菸草，些許玫瑰，還有大量的性感。我強烈地受到吸引，完全出乎意料。「我知道你會喜歡它！」伊芳笑道。「我們生活在這麼複雜的世界裡，皮膚需要的不是更多的複雜，而是更多的單純。蠟菊不會剝下一層皮膚，也不會干擾皮膚的天然功能。它提供單純的美麗。」

「可是，它怎麼發揮功能呢？」我問，努力掙脫蠟菊迷醉心神的效應，試圖回到實事求是的科學。

思索了一下，她回答，「我可以這樣說，皮膚是活的生命體，植物也是活的生命體。或者說，我們是一個媒介，在大地和宇宙之間傳遞影響，天生就能接受並且散播香氛分子。不過，當然了，這種答案我想你的醫生頭腦是不會滿意的。」

她建議我去找為她栽培植物、蒸餾純露的女農，她說後者是一部會走路的草本百科全書。我就是這樣得知安妮的。

香氛草本的世界難以言喻

從華盛頓州史波肯往北開的路上，我穿過平坦廣袤的麥田。離開機場時，是天氣溫和的六月天，但是在這裡，側風吹得我租來的車簌簌作響。偶爾，麥浪間冒出一座房舍，低伏在一排防風的楊樹和冷杉後面。

開了四十英里左右，路面變窄，彎道變多。我跨越了陸地的一道裂縫，進入另一個世界。這兒的房舍和田地臥在從樹林裡闢出的空地，蜿蜒的哥倫比亞河在遠方出現。跟狂風橫掃的平原區相反，這裡給人富饒的感覺；水源、野味及其他天然資源充裕，足以養活本地農夫。如同安妮後來所說，「假使世界明天消失，我們在這裡知道怎麼活下去。」

安妮的農場在一條土路上，離小鎮弗魯特藍不遠。她來自懷俄明州，住過華盛頓州海岸區，七年前搬來這裡，隨身東西很少，只帶了收藏的草本植物圖書、最喜歡的藥草扦插苗，當然還有多個銅質的梨形長嘴蒸餾器。

這塊地是男友約翰的，安妮的朋友都在想，她一定是不可救藥地愛上了他，才會搬到一個鳥不生蛋的地方，住進拖車屋。同時，當地的農夫都對約翰發表一派懷疑的論調，說他招來一個奇怪的藥草女人，還帶著龐大的金屬道具。

「她大概不會留下度冬？」他們問約翰。安妮不但通過考驗，而且活得興高采烈。她原本得靠正職工作維生，草本植物的栽培和蒸餾只是嗜好，不久就變成她的主要營生。她的主顧（伊芳希莉等精品天然化妝品公司）對她的純露產品印象極好，主動提早一季預購。

很快地，需求大到她一個人無法應付，於是她找上谷地裡其他農夫，提議種植香氛草本植物。安妮和她瘋狂的蒸餾器，於是為這個經濟低迷的農業社區注入一股生氣。

我在弗魯特藍的第一天晚上，加入安妮草本栽培的一對年長夫婦來安妮家共進晚餐。在安妮搬來此地以前，狄克和瓊恩．羅伯森種植苜蓿、大蒜，畜養綿羊，生產羊毛、羊肉，勉強維持生計。現在狄克負責他們的草本生產。我問他，安妮一開始向他提議改種香氛作物時，他是怎麼想的。他臉上綻現的笑容，讓我想起電影演員詹姆斯．史都華。

「嗯，我覺得這件事有點奇怪。」狄克說得很清楚，他對化妝品沒興趣，而且任何膚淺的事情他都不感興趣。

打動他去種一英畝香氛草本植物不是別的，正是安妮開出來的每磅單價（她的精油產品如今可以賣到每盎司三百元；純露的批發價是每加侖一百二十元，比許多一流的葡萄酒還貴）。雖然財務是最早的誘因，狄克說，他跟瓊恩都中了芳草植物的魔咒，不管獲益如何，將願意繼續栽植。

「你知道，我真正感到生氣勃勃是什麼時候嗎？」他問，長長的雙臂向兩旁伸出。「就是當我走在胡椒薄荷田當中，像這樣子，手指碰著它們最頂端。那種氣味啊……」

我完全了解狄克。香氛草本的效應，很難找到詞彙傳達。然而，我來這裡就是在找描述的語言。

純露蘊藏著植物真實的療癒精華

第二天早上，我和安妮在陽台上享受早上的咖啡。在我們的下方，哥倫比亞河一道大彎旋入，觸及她的田地。我分享使用香葉天竺葵純露的經驗，問她為什麼純露清理我的皮膚這麼有效。她以自己學到的一堂草本課作為回答。

遠在安妮就讀科羅拉多州立大學主修植物學以前，中學時代的她已經大量閱讀草藥藥典，用植物配製瓊漿玉液。她以各種方式利用植物：浸泡，加到軟膏、油脂裡面，沖成茶，跟食物一起烹煮，做成外敷膏藥。

可是，她總是隱隱感到有點不滿意。她這麼說：「不知道為什麼，我覺得自己沒有對植物做到最優化的利用，一定有一個更好的方法，可以取得植物真實的療癒精華。」

然後，大約過了二十年，她第一次見到一個梨形長嘴蒸餾器。Alembic 是阿拉伯文，一般是指以沸水分離兩種物質的任何器皿。就安妮而言，那是一種銅質蒸餾器，有洋蔥形的蓋子（跟傳統俄羅斯教堂的屋頂一模一樣），她製作純露用的就是它。

「那次見到、並且聞到蒸餾器流出的玫瑰純露，改變了我的生命，」她解釋。「這是享受植物的一種全新途徑。直到今天，做了幾千加侖的純露之後，每次見到最初幾滴蒸餾凝結液流出，我仍然感到一陣興奮。部分原因在於它的神秘和魔力，部分原因則是它上接某種非常古老的東西。」（賽普勒斯島出土的史前香水工廠蒸餾器，已有四千年歷史。）

安妮讀遍所有能找到的，與蒸餾有關的書籍，然後在珍洛斯（Jeanne Rose）手下學習。珍洛斯是舊金山著名的草藥師，根據大家的說法，「純露」這個詞即由她首創。

安妮了解到，精油只含有生鮮植物的脂溶性分子，而每一滴純露卻是整株植物的完美代表：水溶性、脂溶性兼備。安妮將之類比為萬花筒，每一面鏡子都是整個大影像的一小片反射。她也發現，水性的純露擁有理想的懸浮值和酸鹼值，能被具親水性而略帶酸性的皮膚細胞即時吸收、同化。簡言之，她視純露為取得全株植物完整療癒特性的最佳途徑。

「我們身體主要組成的元素就是水，而且我們渴求水，我們以水為朋友。」她解釋。

「如果用水煮沸植物呢？」我追問。

「你可以抓一把我們昨天蒸餾的新鮮洋甘菊，放進滾水中，不管泡多久都行，可是我可以告訴你，泡出來的水永遠不會變成蒸餾凝霧的美麗藍色。我們從化學試劑得知，當植物受到熱氣薰蒸時，揮發油母菊素就轉化為母菊藍烯，賦予它完全不同的特性。」接下來，她細數一連串類似的轉化，都是其他香氛草本在蒸餾時經歷的變化。

我正要做出結論，認為這些單獨的化學物質解釋了純露的療癒效果，就在這時安妮卻要我當心：「不過，別太執著在一種成分上面。假如這麼做，你等於戴上了製藥業的眼鏡，試圖把這些芳草做成一種藥。可是，純露不僅僅是個別成分的總合。」

安妮哈曼的純露面霜兼身體潤膚霜

這是撫慰皮膚的乳霜，日間、夜間均可使用，尤其適合敏感皮膚。

原料：

一八〇毫升　有機油作為基底（如金盞花浸製油、荷荷芭油、杏仁油，或是以上的混合）

二四〇毫升　有機香葉天竺葵純露

十五毫升 蜂蠟，削為捲片最多

三．七五毫升 有機精油（依個人喜好而定，我用的是香葉天竺葵和檸檬）

器材：

攪拌機；扁鏟；有蓋玻璃罐一個（九四〇毫升）或兩個（四七〇毫升）

做法：

1 以中性酒精或伏特加酒擦拭攪拌機、扁鏟、玻璃罐，作為消毒。

2 用雙層鍋溶解油和蜂蠟。置涼，待表面出現薄膜即可。

3 將裝有純露的瓶子浸入盛溫水的碗中（純露溫度必須高於室溫才能進行正確攪拌）。將溫熱的純露混入加熱置涼的油、蠟混合基底。

4 攪拌機定在低速，將混有純露的基底以線狀滴入攪拌皿。當內容物開始感覺沉重時，調高轉速。完全攪拌均勻後，將呈白色乳狀。若有一小撮純露留在表面，直接倒掉即可。

5 以消毒過的扁鏟輕輕將精油翻入。勿過度攪拌。

6 裝入消毒過的玻璃罐，存放在冰箱。使用時，手指不要直接伸進罐子，用乾淨的小勺取用，以免乳霜變質。三個月內用畢。

純露其他用法：

◆在冬季若想提高免疫力，可以在一公升飲用水中，加入一大匙檸檬百里香有機純露。
◆若有粉刺，在鼻孔裡和臉上噴灑薰衣草或香葉天竺葵純露。
◆若有食道灼熱症狀，一杯水中加入一小匙胡椒薄荷有機純露。
◆冬季皮膚乾燥，可在淋浴後噴灑自己當天偏愛的純露（如：香葉天竺葵或檸檬馬鞭草）。
◆幫助晚上安睡，可在睡前藥草茶中加兩小匙金絲桃及香蜂草純露。（小匙約五毫升，大匙約十五毫升）

近來有個跟金縷梅有關的實驗，研究者發現，這種植物的蒸餾凝結物，會阻止皮膚細胞生產彈性蛋白酶。彈性蛋白酶是分解膠原和形成皺紋的關鍵酵素。市面上不少高價化妝品含有一種金縷梅的成分，叫做玻尿酸鹽，因為玻尿酸鹽被認為是金縷梅具有防止皺紋功效的原因。

然而，當同一批科學家研究玻尿酸鹽時，發現後者對彈性蛋白酶毫無衝擊。同樣地，香蜂草等製成的純露具有高度抗菌力，甚至能對付令人頭大的抗青黴素金黃色葡萄球菌。然而，分離出來的香蜂草個別成分，對於對抗感染卻沒那麼有效。

安妮解釋，香氛草本「製藥化」的另一個陷阱就是，容易忽視濃度小到似乎不值得注意的重要成分。她舉香豆素為例。雖然香豆素在薰衣草中幾乎難以察知，沒有了它，薰衣草就失去鎮靜的功效。

最後，她告訴我「後天的養育」，也就是成長環境，影響純露療效之巨，不下於植物本身的基因（先天的科屬種）。她把我留在陽台上，很快去拿了兩小管液體回來。

「這兩管都是洋蓍草純露，可是，看看它們的差別。」

我朝著光拿起兩個小管：一個呈乾草色，另一個則是深藍色。我打開蓋子聞，透明的一個似乎氣味比較辛辣，有點松節油的意味，而另一個花香較濃。

「那個，」安妮說，指著淡色液體，「長在這裡以東大約一百英里，深入地獄峽谷，氣候乾熱。而這個長在我的田裡。兩者的標籤都會寫洋蓍草，可是你我都曉得，這兩管純露完全不一樣。」

我懂她的意思了。假設這兩樣東西是藥品，它們會有一模一樣的標籤，儘管成分差異巨大，跟人體細胞的互動會不盡相同。看起來，純露的力量無法以品種名概括，甚至連化學成分都無法描述。

就在安妮為我上這堂科學課的當兒，她的化學家身分突然撤退，綠女巫上陣，彷彿聖賀德佳（Saint Hildegard von Bingen）附身。聖賀德佳是十二世紀的先知，以神祕論和草藥方面的寫作著稱。安妮解釋，這位德國聖者談到「viriditas」（拉丁文字面意義為「綠的性質」），以這個詞描寫身體、心靈健康的一種狀態。

「在能量層次上，我相信純露是我們所能得到最接近植物 viriditas 的物質。當我們使用純露時，植物的美和療癒性，就轉到我們身上。」當然，viriditas無法用生化試劑、氣相層析或質譜分析來檢驗——這三種方法是鑑別植物所含化學物質的標準工具。不過，對安妮或她的許多客戶，無從檢驗似乎不構成阻撓，不時有人寫電子郵件給安妮，告訴她自己能夠感覺她的產品所具有的特殊能量，願意出高價購買這個無法量化之物。

「那麼，是什麼東西給了你的純露額外的 viriditas？」我問，仍然想要一個可以測量的東西。

「是整個過程，」安妮回答。「保存種子，照顧土壤，播種，採收植物，操心蒸餾凝結，還有，把所剩的一切放回田裡。」換句話說，跟寇迪、艾瑞克、傑夫、凱倫教我的一樣，真正的答案不在細節，而在整體。

化妝品鉅子的美容撇步

芭比波朗（Bobbi Brown）是同名化妝品品牌的老闆兼執行長。她對viriditas這個詞不熟悉，可是，我很確定，當她談「精華」（essence）的時候，指的就是那種無法量化的生命力。

在我去弗魯特藍之前不久，芭比寫電子郵件給我，她讀到我前一本書的一篇書評，想找我聊聊。我感到好奇，因此提議當面談。她擁有的客戶名單（包括蜜雪兒歐巴馬、梅格萊恩、名模娜歐蜜．坎貝兒）令人印象很深，我希望從她那裡得到無價的美容撇步。

「在跟女性相關的工作上，我的目標是幫助女性顯現自己真實的精華，一種自內而外的光耀，屬於每個人的獨特能量。」我們在芭比最喜歡的健康食品餐廳坐下來還不到一分鐘，她就這麼解釋了。

那是三月裡一個暖得出奇的雨天，我抵達時頭髮蓬亂，看起來一團糟。可能是出於禮貌，也有可能她體察出我的本然面目，芭比的下一句就在讚美我看起來好極了。不管怎麼樣，我立刻喜歡上她了。

我問芭比，她怎麼發掘女人的精華，以為話題會很快轉向化妝技巧。可是，答案出乎我的意料。

「我想，我能提供的最重要的修補手段，就是在女性出現負面的自言自語時，幫她按下歸零鍵。一旦女人感到自信，她的信心就會透出光來。我稱之為『有力的漂亮』。」跟客戶進行個人諮商時，她的介入手段可能包括要對方洗臉，洗掉所有的化妝，或是要她停止在早上照鏡子，停止看 iPad 螢幕上扭曲的自我映像（她說這兩者是打擊信心的兩大行為）。我注意到，芭比本人似乎沒有化妝。她的黑色直髮收束成一個不誇張的馬尾，臉戴深色框眼鏡，身穿瑜珈長褲。

「然後，我總是告訴女性，到了某個年齡就應該停止為臉蛋發愁，開始擔心自己的身體。」她繼續說，提到自己越來越感興趣的是每天運動，並且跟家人一起用本地生長的食材烹調新鮮餐點。

她告訴我，改吃富含蔬菜的飲食，很少吃動物和乳製品，完全不吃鬆軟的麵包和加工過的穀類，對她的皮膚和身材起了神奇的作用。我感到很有意思，她從事的這一行以快速修補取勝，而她卻專注在微妙的、長期的、作用於細胞層次的美容方法。

我設法把談話拉回膚淺的層次，向她討教幾個化妝祕訣。「有時候，最小的事情可以發揮很大的效果，如沿著眼睛下緣畫一條細細的黑線，或在眼睛下方敷一點淡色，只比膚色淺一點點，或者在唇上添點粉紅。我相信女性上的妝，應該讓她們看來像自己，那樣的程度就剛好。」

我不罷休，問她像我這種年紀的女性，臉上的皺紋開始每天增加，她有什麼建議。她放下叉子，身體前傾。

「我不相信市面上有任何產品能去掉一絲皺紋。可是，我剛好認為，女性是越老越好看。」她告訴我，不對稱、不完美的東西特別吸引她。她甚至在選家具的時候，都偏好有點碰傷、有點磨損的家具。然後，她指著自己那條具有王者氣派的鼻樑，告訴我她二十一歲的時候，母親跟她說，要是她的鼻子小一點就會更好看。她答道，「但是我從沒說過我不喜歡自己的鼻子。」

「我見到太多女性對自己容貌所做的事情，」芭比又說。「她們看起來也許很完美，可是失去了精華。」我想到朋友卡洛林，一位在舊金山執業的整形外科醫師，有意思的是她跟芭比的看法一致，也認為不完美的地方往往很美。她提醒客戶小心，別做那些讓自己看來美容過度的手術。

我們起身準備離開，芭比繞過桌子走來，好好把我細瞧了一番。我暗自希望，那天早上我以外行手法畫上的眼線和睫毛膏，都已經被雨水沖刷乾淨。

「你知道，我喜歡你的精華，」她再次用了這個字眼。「也許我會建議眼睛下面稍稍上點妝，我稱它為極簡拉皮。」就這樣而已。財星五百大化妝品公司執行長只要賣我小小一罐遮瑕膏！或許，這種極簡主義是她的品牌獲得成功的祕訣？

我離開餐廳，一頭亂髮擡得高高的。下星期，夠我用上一輩子的芭比波朗天然色澤遮瑕膏抵達家門，裝在UPS的袋子裡。我的 viriditas 得到了一個針對性的小提升。

金盞花田裡的水晶展現神祕力量

喝完咖啡，安妮和我離開陽台，開車到附近的山坳拜訪史特林費洛夫婦。翠絲和羅素兩人為伊芳希莉栽培、蒸餾的香葉天竺葵純露，正是引導我走上這趟探索之旅的芳香花霧。

翠絲來自舊金山，羅素則在西雅圖附近的法善島波希米亞社區長大，遠在認識安妮以前，兩人就對自製藥草配方的種種形式都不陌生。但是，安妮的蒸餾知識，幫助他倆將長期興趣變為真正的收入。當安妮跟我抵達時，兩人正在山上的天竺葵田裡，照料還沒長大的植株。

「在這幾座山上，我有至少一百五十種野生藥草。」翠絲說，指著田外坡地的灌叢。她走向附近一塊野地，從一株色澤灰綠的灌木摘下一點葉子。

「聞聞看。」她手指輕輕碾碎葉子，遞給我。我深吸了一口，立刻覺得我的頭彷彿栽入一罐汽油：世界看起來模模糊糊，還感到些微反胃。大家笑起來。

「這是苦蒿（或稱苦艾），」她說。「在這裡野生野長。我們以前採來賣給人做苦艾酒，賺點零花。可是氣味讓每個人都想吐，還會頭昏眼花。所有的工人都不肯再替我採。」

我跟著翠絲、羅素、安妮下了山丘，經過金盞花田，走向一座穀倉，我注意到裡面的銅質蒸餾器，和安妮的幾乎完全一樣。在入口車道我們跟他們的朋友蘇達兒相見。蘇是護理師，從夏威夷來訪。蘇的聲音柔和，笑容溫暖無邪，正好具有療癒這行兩項極佳的特質。她告訴我，她在運用醫學精密科技的加護病房工作多年，如今正在轉向，朝介入手段較少的能量醫學靠近。

這個轉變很大的程度源自於她在母親去世前，親自照顧了幾個星期的經驗。蘇的母親中風癱瘓，不能言語，在臨終前的幾個小時之內，她竟然似乎可以講話，也能移動長久以來動不了的肢體。科學訓練出身的蘇，第一次感到面對了一種無法解釋的現象。從那時開始，她參加了不少靈氣等形式的能量醫學課程，現在她對於以手和以水晶從事療癒產生興趣。

聽到水晶的那一刻，我禮貌地點點頭，不知道該說什麼。多年以來，我走出正統生物醫學訓練的樊籠，遨遊他方，看到多種研究中病人對於無形無影的治療手法如「遠距離療癒」有所反應，總令我頗為驚異。

很多時候，能量醫學對我的病人極具治療價值，有時我也親身感受能量之功，例如針灸、靈氣、氣功。可是，水晶就是另一回事了。除了視之為碟仙的礦物版之外，我很難想像有什麼其他可能。當翠絲打破沉默，邀我們進屋裡去試用幾種純露時，我鬆了一口氣。

史特林費洛家的客廳像是自然博物館的動物標本展示館。電視機上，一隻貓類小動物剛跨出半步，在一叢乾燥的燈心草後面窺視，旁邊掛著各種動物的大型毛皮。安在板子上的雄鹿頭，看起來如此逼真，有一瞬間我以為它剛從牆壁後面捅出雄偉的大角，以便加入我們的聚會。

我看得到房間另一頭有更多鹿角和毛皮，還有一個大魚缸。而茶几上，在一瓶瓶香葉天竺葵、金盞花、洋蓍草、檸檬百里香的純露之間，有一副頭骨，外加四到六根長骨。全是人骨，不會錯的。羅素一定看出我臉上流露的驚慌，笑了起來。

「別擔心，我們不吃人肉。」

他解釋，他們在當地慈善兄弟會的拍賣會上標到一口棺木。至於為什麼他們想要一具棺材，我可不知道。棺材裡的那些骨頭，根據棺中其他物品看來，應該溯自一八〇〇年代末期。他們明白擁有任何年份的人類遺體都是非法行為，立即打電話給當地警長，而他還沒來收取。

先是迷幻性質的苦蒿，然後是蘇的臨終故事、動物的擬真標本，現在則是骷髏……我覺得不可能有更怪異的事情了，可是離奇的還在後面。

我們圍著茶几坐下，蘇拿出掛在鍊子上的一塊粉紅水晶，懸在純露瓶上方，一瓶一瓶輪流。我在一旁看著，當水晶墜子開始在噴霧瓶上面輕輕地順時針旋轉，我感到半受催眠。

「現在，這一點令我困惑不解。」她說，把墜子移到桌上最後一瓶上方。瓶子尺寸跟其他一樣，裡面裝的是檸檬百里香純露。令人驚異的是，水晶顫動了一會兒，彷彿不確定該怎麼做，然後開始逆時針旋轉，跟其他瓶都不一樣。

「這瓶純露的能量不對。」蘇搖搖頭。她拿開水晶，然後再次移到瓶子上面。我看著她的手，想知道有沒有晃動，可是她的手彷彿釘在原地。又一次，水晶重覆逆時針旋轉。

安妮看起來對這個發現一點也不意外。這批檸檬百里香是為一個特定客戶製作的，對方堅持使用乾燥草本，價格比較便宜，但是品質不如新鮮材料。她猜想，蘇的水晶察覺了這一點。從大家都在點頭看來，屋裡每個人都覺得這個解釋可以接受。只有我難以接受。

我問蘇，她的水晶能不能讓我拿著。我的手肘緊靠茶几，全心全意保持手不動，把水晶懸在檸檬百里香上面。它朝逆時針方向晃。我換個位置，懸在另一瓶上面，順時針。我把它舉在商業製造的濕紙巾上，逆時針。

房間裡每個人都在談自己碰過的水晶與超自然故事。蘇跑出去，從她車裡拿來一塊美麗的玫瑰石英，也吊在鍊子上，當禮物送我。翠絲則送我一瓶新鮮的香葉天竺葵純露。

我心不在焉，差點忘了向他們道謝。我不知道該怎麼想。難道是我的大腦向我的手發號施令，要它朝某個方向旋轉水晶嗎？我要數據。我要一個隨機化的測試。我想知道在實驗室裡，我會怎麼設計這個研究。

我看看周圍，每個人都已經丟開這件事，正在大笑，噴灑純露，嗅聞氣味，分享耕種的好點子，交換當地消息，開心得很。在那一刻，我明白自己的焦點放錯了地方。重點並非究竟是什麼東西使水晶移動——我的手，我的大腦，或者某種磁場。這個儀式對他們所有人來說，只不過是衡量自己草本工藝之 viriditas 或精華的許多方式之一，就跟寇迪對著燈光舉起一杯生奶，好好欣賞毛茛花般美麗的金黃色一樣。

對這些農夫來說，最重要的是自己不斷向作物與純露灌注愛護和心力，有沒有水晶都一樣。雖然，或許是純露所含的抗菌性揮發物治癒了我的紅疹，然而是農夫的愛護，使我感到自己的美好，使芭比波朗所說的「負面的自言自語」歸零。

跟安妮繼續北行拜訪其他農夫時，我注意到一道彩虹在儀表板上舞動。我不確定是我掛在脖子上的玫瑰石英，還是拿在手上的那瓶純露，恰巧反射了它所擷取的一道陽光。

接收植物傳遞的香氣訊息

回到家以後，我開始閱讀一大疊跟嗅覺科學有關的論文和書籍。有篇談人類眼淚的文章引起我的注意。在這項實驗中，研究者要三名女子先看一部悲傷的電影，然後用一面小鏡子，蒐集自己的眼淚裝進玻璃罐。

接著，他們找來二十四名二十多歲的異性戀男性，要他們嗅聞沒有標示的罐子（順序不拘），一罐是眼淚，另一罐是鹽水。所有受試者都說，兩罐的內容物都沒有味道。接下來，研究者以膠帶黏貼一塊棉花在受試者鼻下，棉花或沾眼淚或沾鹽水，然後給他們看一張富吸引力的女子相片，並測其反應。儘管嗅覺上分不出差異，淚水使受試者一致表示比較不感興奮。實驗所測量的性興奮反應包括皮膚溫度、睪固酮高低、特定大腦核磁共振攝影，結果都符合受試者本人的陳述。

上面這個研究顯示，聞不出味道的眼淚可以傳達訊息，對情緒、皮膚反應、荷爾蒙濃度乃至於大腦化學，都產生影響。當我深入嗅覺文獻，我開始明白純露對我的荷爾蒙、大腦、皮膚，有可能發生非常接近眼淚所生的作用。這點，可以解釋為什麼純露似乎可以（就像魔術一樣）改善我的臉色，也改善我的心情。

寇特．史納伯特（Kurt Schnaubelt）在《醫學芳療學》（*Medical Aromatherapy*）那本書裡，解釋大自然以極度的簡約，不斷重覆利用同樣的物質和生物合成路徑，這個觀念往往被演化生物學家和遺傳學家稱為「深同源性」（deep homology）。

他主張，產生香氛揮發物的甲基二羥戊酸路徑（mevalonic pathway），存在於地球第一個單細胞生物，正是生物之間溝通的原始形態。這個路徑最終轉移到多細胞的植物體內，負責製造有氣味的精油，也轉移到人和動物體內，負責製造費洛蒙，後者是專門為個體與個體溝通而設計的荷爾蒙。

由於深同源性，以及早期生物對嗅覺訊息的普遍依賴，人類和其他脊椎動物擁有的嗅覺受體活性基因，數目高於其他任何感官。這點令人相當意外，因為嗅覺在人類溝通中往往被視為一個小角色。

那些嗅聞眼淚的男性身上測量到的睪固酮代謝物，為什麼在松露菌和芹菜裡也有幾乎完全相同的化合物；還有，丁香為什麼製造一種類似人類雌激素的物質；最後，香葉醇為什麼既可協助蜜蜂標識吸引力高的花朵，又可以防禦昆蟲界的一個敵人，並且能吸引我們接近李子和桃子，甚至接近一個人（以香水的形式）；解釋這一切的，就是深同源性。

我回想伊芳希莉會議室裡的一刻，我在臉上噴灑神奇非凡的蠟菊，問她為什麼奏效。

出於某種原因，我當時小看了她後半段的回答，覺得這帶有太多的「新時代」之風。可是現在，從我剛學到的東西看來，那部分十分重要，而且植基於對神經化學的深度理解。她說：「我們是一個媒介，在大地和宇宙之間傳遞影響，天生就能接受並且散播香氛分子。」

突然間，一切的道理都通了，為什麼植物能使我重新恢復平衡，而人工合成的化學藥劑不能。植物，說到底，是我的遠親。或許，viriditas 終究可以量化。它代表的可能是我們（或植物，或任何生命體）發送到宇宙中的化學訊息總合。我們只是不曉得怎麼好好測量它罷了……暫且不曉得。

植物與人之間並非用眼睛溝通

如果有一種 viriditas 的標準檢驗，多數現代超市賣的水果和蔬菜得分會很低。這點是我跟貝絲．密琛（Beth Mitchum）交談以後得到的結論。密琛在加州大學戴維斯校區農學院研究採收後的作物。她解釋，植物科學家全心放在培育作物的抗病、易運輸、美觀、高收成、貨架壽命長等特性，結果在育種過程中把風味給丟掉了。

植物風味有一部分決定於糖分和酸度，但是揮發物（香氛分子）的濃度及種類所起的影響甚至更大。簡單地說，甲基二羥戊酸路徑的編碼基因，以及後者產生的所有香氛訊息，現代的水果和蔬菜十分缺乏。

密琛主張，美國農業部設定的標準一直在支持這種「外表勝過滋味」的育種作風。政府法令明訂，零售店貨架上的蔬菜與水果個體，不能有超過百分之十的缺陷（所謂的「劣等發育」）。按密琛的說法，意即所有作物中有百分之二十到三十不合格，只能送去做罐頭或動物飼料，要不然就留在田裡爛掉。

農業部不但沒有訂出任何關於風味的標準，而且禁絕不夠完美的產品的做法，可說反而對食物滋味和營養價值造成直接打擊。因為可口的揮發物及二次代謝產物（也叫「抗氧化物」）通常是受傷後或壓力下（如昆蟲、黴菌、土壤、陽光、其他植物近逼）的反應。蔬果越不完美，越可能風味濃烈、營養力度高。

密琛雖然認為從農業商到政府都是問題的製造者，但是她把最大的責任歸諸我們這些消費者。

「研究顯示，在銷售點遭到顧客拒買的，是有缺陷的食物，而不是未成熟或是沒滋味的，」她解釋。「因此，栽培者或市場並沒有誘因去培植好吃的作物。有些桃子也許棒極了，可是如果有丁點缺陷，你可能就會放下不買。消費者是以眼睛選擇。」

這是真的。我們多數人在決定吃什麼東西時，目光都放在外表，忽視了普遍而且古老的香氛語言。當然，同樣的事情也發生在關於身體之美的認識上。我們以眼睛選擇，尋找完美的統一、對稱，就像在超市買桃子一樣。同時，我們關閉了一個原始的感官功能，而只有它才能使我們體會微妙的、卻更有滋味的種種美麗。

我想到一些年長女性，在我心目中一直是老而令人喜愛的榜樣，包括米琪寇法克斯，我的醫師兼農夫朋友格蘭的母親；多格博士，我的藥草醫療知識，大部分都是跟她學的；湯妮亞，貝里的妻子；以及我的母親蘇珊。我了解到，這些理想化的年長女性有個共同點，她們都花很多時間待在戶外，固定跟天氣、動物、植物、土壤互相溝通。

我再次想到那篇眼淚的研究，以及所有我讀過的相關研究，它們顯示了費洛蒙與其他香氛能夠調節我們的內在運作，並且協助形成我們的世界觀。這些女性（還有，充分欣賞她們的可愛伴侶）依然在接收、發送這些微妙的（卻可能很有力的）香氛訊息。也許，這就是永續老化的祕訣！她們能夠持續收到這些訊號，既在人際間，在植物、動物間，也在整個生態圈中。[1]

1　我忍不住想知道，我們環境中所有那些人造氣味（如香奈兒五號、空氣清新劑、乾衣機去靜電紙），淹沒我們的嗅覺系統、扭曲我們對天然微妙之美的感受，已經達到什麼樣的程度。

諮詢土地神，用本地植物療癒自己

在弗魯特藍的最後一天，我清晨醒來時，覺得很久沒這種輕盈有力的感覺了。我只能歸因於這些棒極了的同伴、好吃的食物、新鮮的空氣、夜裡墓地般的寂靜、晚間在樹林裡長時間的散步，以及穩定持續的植物純露水霧。

我走去見安妮的路上，碰上她的馬「神祕主義者」。這匹母馬可以在安妮的土地上自由走動，可是牠似乎待在房子附近就很滿意。幾天以前我第一次注意到牠，當時洋甘菊蒸餾正進入高峰，牠伸頭進棚屋裡，吸了一鼻子的蒸氣。現在，當我撫摸牠的時候，心想光亮的皮色和絲絨般的下巴，是不是來自於經常接受草本水療。

我找到安妮時，她坐在樹脂檯面的工作桌旁，像化學家一樣被玻璃燒瓶、試管包圍。她抽出一個塑膠盒，裡面全是小玻璃管，每支裝有純露或精油的樣品，上面詳細標示植物的來源及蒸餾日期。安妮解釋，這些管子相當於資料庫，可以追蹤每一季的蒸餾方式和植物。

即將在愛爾蘭舉行的 Botanica 2012 會議，她有一場演講，為了準備報告，她正要寄些樣品去一家化學實驗室化驗。實驗室將測試某些揮發物與植物代謝物，如類黃酮，但是不會測量濃度極微卻可能具有關鍵作用的成分。當然了，viriditas 也沒有公認的試劑。

我注意到一個小瓶，標籤上寫著「森林」。那是道格拉斯黃杉和西黃松的共同蒸餾產物，兩種樹都長在她的土地上，也遍布哥倫比亞河流域。

「共同蒸餾和純露混合液差別很大，後者是純露各自蒸餾，然後調在一起。而這一瓶的植物是一起進入蒸餾器，得到的是全新的東西，含有一種無法測量的協同作用，就像萃取了整座森林一樣。」

「森林」的氣味纖細得出人意表，彷彿暴雨後的樹林。我問安妮，怎麼有人居然想得到把松針和杉針一起丟進蒸餾器。她遞給我一本一九〇三年出版的老書，芹綠色的麻布書皮邊角磨得很薄，封面上有燙金標題《蒸餾室》（*The Still Room*），作者是隆岱爾夫人（Mrs. Charles Roundell）。標題底下有一張圖，看起來跟安妮的銅質蒸餾器像極了。

「在這本書的寫作年代，每一個社區都有自己的蒸餾師和蒸餾作坊，」安妮解釋。「你的後院長什麼，蒸餾器就放什麼，真的是那樣。如果你住在這一帶，你不會從玻里尼西亞進口伊蘭伊蘭（或稱香水樹），你用的是自己門外長的有香氣的東西。對了，我相信對你最好的藥，就是你的本地藥草園。」

這種講法我不是第一次聽到。跟貝里以及很多我見過的農夫一樣，安妮也在召喚我們

「諮詢地方上的土地神」。

從環境而言，其實很有道理。當我們可以就地取材，使用香葉天竺葵，何必浪費燃料，運送伊蘭伊蘭橫越半個地球？當然，新鮮的因素也不可忽視，香葉天竺葵的藥性可能會強過伊蘭伊蘭，因為已有研究顯示，草本植物、水果、蔬菜的營養成分與代謝物，大都隨時間而降解。

但是，我感到後院藥鋪在健康上給予我們的好處，不止於新鮮及碳足跡小；這些好處跟人類和植物的演化互動有關，跟兩者的相互對答有關。多年前，我造訪墨西哥銅峽谷，探討為什麼住在峽谷深處的當地民族塔拉烏馬拉人，患糖尿病的比例會這麼低。

尤其令人好奇的是，他們和亞利桑那州的皮馬族有共同祖先，而後者發病率高得出乎尋常。我那時了解到，塔拉烏馬拉人除了飲食中糖極少、加工過的碳水化合物幾乎等於零之外，他們的崖居周圍有超過三百種野生食材，已被墨西哥民族植物學家鑑定為能夠降低血糖。換句話說，他們被抗糖尿病的藥鋪環繞。

至今，研究者尚未在那些植物中分離出具有降血糖效應的活性成分，令人不禁必須考慮，是否是整株植物（而非所含單一或多個化學分子）維持了塔拉烏馬拉人的健康。我們也忍不住要問，當地人跟周遭植物相之間，代復一代的每日接觸，是否促成了不斷的分子交談，一如蜜蜂、花朵、蜂窩間的對話，以至於本地植物最適合用來療癒塔拉烏馬拉人，最能配合他們的需求。或許，我們都在跟周圍環境共同塑造這類關係，而自身卻不察。

第二天我飛回灣區。當我沿著柏克萊的人行道拖著自己行李走向家門，我第一次注意到，水泥縫裡長出一叢叢洋蓍草和天竺葵，兩者的花和葉都灑下流蘇般的細碎影子。我每天進出，跨過它們，雙腳踩扁它們，卻完全沒有注意到它們的存在。可是，我現在放下行李，跪在地上，吸進它們的氣息。

這是我的洋蓍草，我的天竺葵，毫無疑問，它們有自己的化學類型——反映附近鄰里的獨特化學組成。我的行李袋有一張爐式蒸餾器的圖解，組合很簡單：一口搪瓷鍋、一個碗，跟一塊磚頭。圖是安妮給的，讓我製作自己的純露。我採下一叢，走進屋子，決心開始自製第一批在地美容產品。我想像我的玻璃噴霧瓶盛滿這種新純露。標籤會是「人行道」。

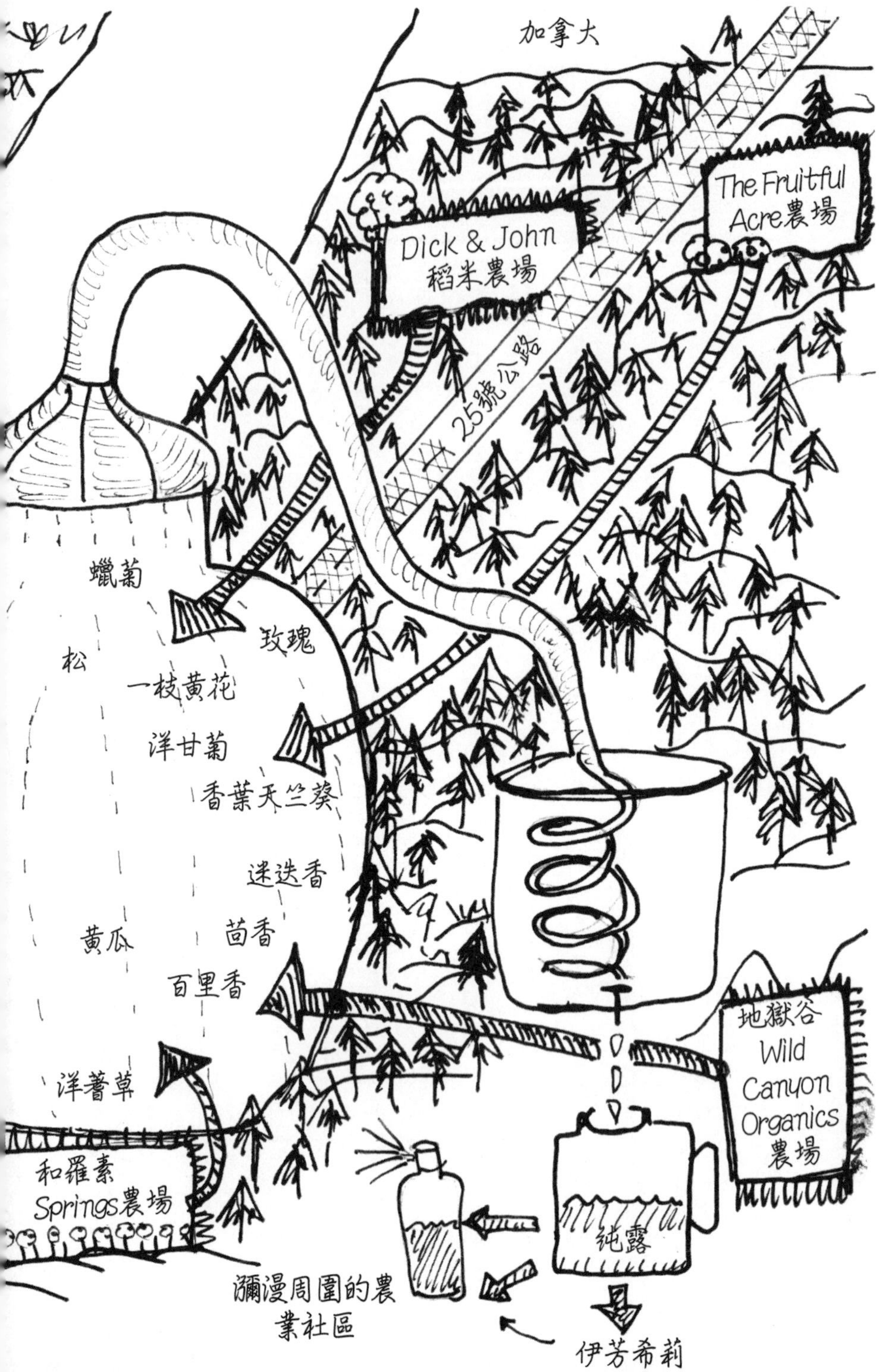
加拿大
The Fruitful Acre農場
Dick & John 稻米農場
25號公路
蠟菊
玫瑰
松
一枝黃花
洋甘菊
香葉天竺葵
迷迭香
黃瓜
茴香
百里香
洋蓍草
地獄谷 Wild Canyon Organics 農場
和羅素 Springs農場
純露
瀰漫周圍的農業社區
伊芳希莉

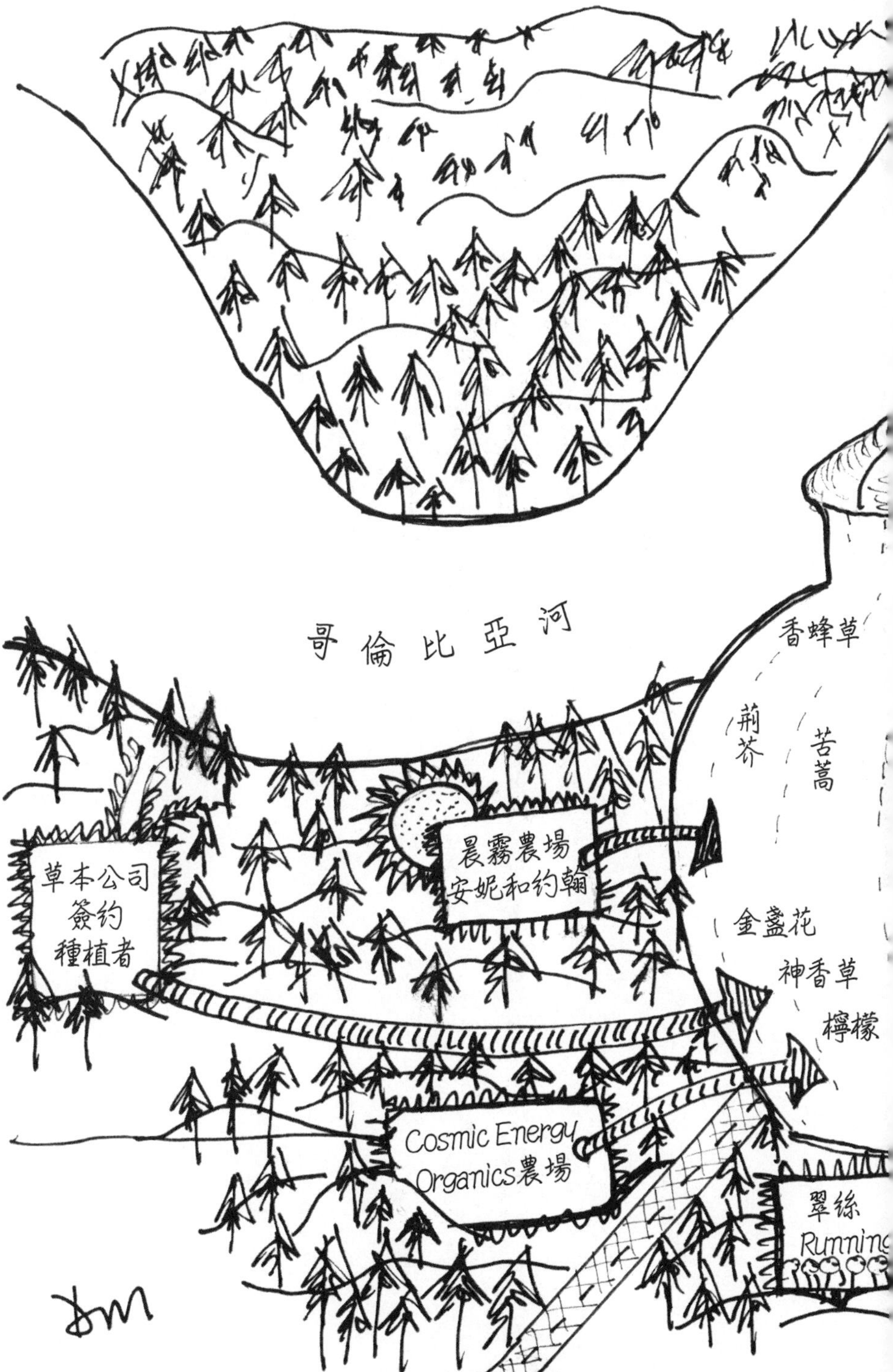
哥倫比亞河
香蜂草
荊芥
苦蒿
晨霧農場
安妮和约翰
草本公司
簽约
種植者
金盞花
神香草
檸檬
Cosmic Energy
Organics農場
翠絲
Running

結語

五個驚嘆號，一個建議

任何探尋之旅最令人滿足的時刻，並非證實了原先早有的猜測，而是新事實帶來的驚喜。我在農業世界的浸淫，給了我許多驚喜時刻，有些跟耕種、跟我的健康有關，還有些跟家人、病人、社區的健康有關。

雖然我很希望這一趟走來，你有你的體悟和靈感，不過，我也想告訴你，我的五個最大驚嘆，及如何把它們轉化為行動的一些想法。

第一，我現在明白，好農耕的祕密。這是書中所有農夫共享的一個祕密，也就是，對農場的關心要超過對農產品的關心。（艾瑞克說得好：「要餵泥土，不要餵植物。」）

我還沒去金禧農場實習以前，假如你問我，一座蔬菜農場的首要目標是什麼，我會認為當然是生產蔬菜，就像我以為雞蛋是蛋農、牛犢是牧場、葡萄酒是酒莊、蒸餾液產量是香氛草本園的第一優先。這些產品有市場價值，是維持農場生存的經濟推手。可是，這些農夫全都更注意土壤，包括實際的與隱喻的土壤。

他們已經了解，為了農場的興旺，不但得將農場當作生產中心，更要看成一個豐富的生態系統。事實上，他們的生態家身分高於農夫身分，因為他們鎮日的注意力都擺在動物、植物、養分彼此互動的複雜網絡上。

在病人身上，每個故事也有一個類似「農作物」的焦點。艾莉的體重和檢驗；法蘭奇的濕疹發作程度和耳道感染頻率；邁可的痔瘡；達娃的食道細胞發育不良，還有我臉上的紅疹。醫療從業人員、醫療體系，以及病人本身，都在這些結果後面拚命追趕，使出渾身解數把它們驅回正常範圍，就算用的藥物或手術將有負面影響也在所不惜。

例如，開給達娃的長期藥物質子幫浦抑制劑雖然可以改善巴瑞特氏食道炎，但是這卻跟骨質疏鬆、較高的肺炎比例有關，而且如果同時服用一種常用的血小板抑制藥物（clopidigrel），中風的風險也會增加。

正如全系統的思考對農場有脫胎換骨的影響，焦點從「作物」轉向「土壤」，也已證實同樣對人體健康極有價值。當艾莉不再把自己視為長串檢驗數字的集合，而是社區農場的一分子，她的元氣開始恢復；當父母將法蘭奇的身體健康連繫上家庭互動與外在環境，他需要的藥物減少、過敏症狀減輕。當邁可調整家庭與工作關係，健康情形就出現變化；布朗克斯的科洛透娜社區正在透過改變鄰里生態環境一途，以應付慢性病的流行；而當我發現老而健康來自於內在、親人及大自然的賦予，我學到了複雜性的一課。

第二個啟示是，儘管書中描寫的許多正面變化涉及減用藥物或科技，我卻發現生態農夫的定義並不包含抗拒化合物，或抗拒創新。事實上，他們相信現代科學是個重要角色，只要它能維護並且彌補自然系統。就像李奧帕德的名言：「如果歷經千百萬劫的生物相，形成了一個我們喜愛卻不明白的東西，那麼，除了愚人，有誰會丟棄似乎無用的部分？」

晃馬牧場的寇迪以最新的籬笆技術建造了一個圈牧場系統，不過這麼做是為了模擬野生動物食草的自然規律。而且，雖然那輛新穎的拖曳機他不再用得上，但是電腦網路卻是他的好工具，可以繫起一個衍生的農夫社區。同樣地，書記酒莊的傑夫審慎地使用費洛蒙陷阱與硫磺，藉以保持葡萄園中害蟲與益蟲的平衡。這些生態農夫仰賴科技的每一個例子，幾乎都不是用來阻撓大自然的原有設計，而是用來保護或復原大自然的賜予。

碰上我們本身的健康情況時，最好的介入手段是支持身體的自然規律。借用「害蟲綜合治理」一詞，這個醫療新策略似可稱為「病人綜合治理」。書中每一章都有例證。氣喘與過敏研究者馮慕緹對創新的免疫治療法感興趣，但是只限於它對兒童自身免疫系統產生的支持效果。

免疫學家索能柏以及癌症研究者蓋騰比，都在探討可以維持健康的生態平衡的治療方案，前者關心微生物與腸道的生態，後者則關心腫瘤細胞與周圍組織的生態。至於壓力專家莫丘恩，他的興趣在於如何維持健全的壓力反應；為了達到這點，他不排斥採取綜合性治療，包括吃藥、變化生活形態、創造支持環境。

我的第三個發現，涉及農夫眼中健康、強韌的農場生態所應具備的「生命徵象」。有三種縱橫交錯的「生命徵象」不斷重覆出現：多樣性、綜效性、冗贅性。

多樣性（或歧異性）出現於金禧的健康土壤中的微生物族群、書記酒莊的昆蟲族群，以及核心地蛋場每隻草場雞的日常各種活動。綜效性（整體大於個體之總合）是每一章都有的主題，因為每個農場的成功無法只靠個別成分來決定。最後，冗贅性（或自我相似性）描述的是某些特定設計，同時在單一生命體與整體生態系統中浮現。反覆出現的規律代表了一個系統的強韌度；若有問題發生，其中一部分可以提供後備力量，或成為另一部分的替代者。例子包括金禧土壤中的許多反饋迴路、根系與樹木的分叉網絡，以及晨霧農場純露與一切生命皆含的香氛分子。

這三種生命徵象鮮見醫學論及，後者的研究及治療皆建築在預測性、線性與分離性的基礎之上。然而，前三者在我們體內跟在農場上並無不同，皆是生命活力的昭示。想想攝取農家無加工飲食的布吉納法索（或巴伐利亞）健康兒童，他們腸內生物的多樣性；也想想發生在我們自身免疫系統與微生物之間的綜效性；或者，想想腸胃內科醫師兼癌症學者瑞德在（所謂不正常的）巴瑞特氏細胞中，看出令人安心的規律。

評估心臟搏動、睡眠情況等多種生理現象時，歧異性、綜效性和冗贅性也是健康的表徵。這些觀念我的醫科訓練並未提及，我自己行醫時也沒有多想過。但是現在不同了。經過向生態農夫學習，我有新方法可以評量並描述健康的身體系統。

我的第四個領悟，跟對本書貢獻良多的科學家與醫療專業人士有關。當我開始此書的計畫時，我指望農夫教導我網絡模式的療癒。一路走來，我發現自己這行也有一些人在思考複雜性。他們之中無一人自認是「醫學生態家」，但我相信這個頭銜他們當之無愧。他們代表的是科學的新前瞻，用的是更為廣博、更加整合的健康及療癒手段。

隨著這批人馬（及其經費）日益成長，我確信在身心健康的普遍認識及醫療體系的結構上，必將見到變化。這點引出我第五個洞見：「像農夫生態家那樣思考」，人人都可在自身的健康和生活中，創造深遠而長久的影響。容我向你提議可以怎麼開始。

我拜訪貝里的時候，他有句評論我一直記得，他說，「有機」和「永續」只是縮寫，代表一個很長的對談，參與對談的每一方，全都彼此支持。如今，到了這趟漫長旅程的終點，我很能了解他的意思：我造訪的每一座農場，都代表了成串的「對談」——微生物跟土壤交談、土壤跟植物交談，植物跟牛和農夫交談，農夫跟農業社區交談。

我把這些對談畫入所謂的「地圖」裡，每張地圖反映了該農場的若干實體與地理特質，不過，焦點主要放在互相受益的種種活動，後者雖然混雜難分，卻令人興奮（請見每章最後插圖）。

或許你的下一步可以考慮做同樣的練習。但是，與其代表永續農場的互動形態，你的圖將是一張個人身心健康地圖，標示出對健康有貢獻的一切「對談」。

有時候我向病人提議這麼做，他們會感到猶豫。「我怎麼可能辦到？」他們問。「只有醫療專家知道我的身體怎麼運作，只有專家才能設計一個幫助我保持健康的計畫。」我向他們保證，只要採取這種生態思路，他們本身就是最好的專家。

從外界開始，想想你的關係，不光是跟個人的關係（家人、朋友、愛侶、同事、導師、醫療人員、心理治療師、老師、本地農夫、寵物等等），而且是跟所屬團體（心靈或宗教，義工服務）、周圍環境（大自然、家、工作場所、市場、心靈避難所）、從事的活動與追求（藝術、烹飪、書籍、電影、音樂、舞蹈、運動）、你放進身體裡面的任何東西（食物、飲料、藥物、藥草、保健品），以及其他感官經驗的關係。

畫好了健康的外界關係網，就可以進軍內在。與其採用標準生物醫學思路將人體區分為不同系統（神經、生殖、泌尿），或許可以想想身體的功能，如睡眠、情緒、記憶、消化、性等等。其次，也許可以看看你的內在世界與外在世界有哪些對談，例如睡眠品質與酒精攝取，或是消化與工作壓力。

一旦你大致描繪了自己的健康生態地圖，就可標出你認為特別理想的區域和關係。接下來再標出你感到需要重新平衡、甚或需要徹底重整的對談。鑒別出正在對健康造成負面影響的區域，往往是改進現況最難的一步。試試看你能不能自己找出麻煩點，或者請朋友和家人協助。最後，當你全部做完以後，請諮詢一位抱持醫學生態家觀點的專業醫療人員。

最後一項建議聽來或許奇怪，因為至今「醫學生態家」並沒有普遍認可的執照或專業學位。然而實際上，思考方式類似生態農夫的護理師和醫師，人數可能比你想像的要高多了。說不定，帶著你的對談地圖去看醫生，可以幫你鑒別誰是誰不是。如果你的醫護人員用那張圖幫你重新平衡出了問題的關係（內在、外在都算），那麼，你已經找對人了。

但是，如果你的醫護人員厭煩地看你一眼，把圖推開，要你挑一個問題講，那麼你或許應該繼續尋覓。事實上，冒著自我推銷的風險，我想你可以送他這本書。

當更多病人要求以這種方式看病，那麼我這行就會有更多同仁開始像醫學生態家那樣思考。當這種改變發生，我們就會看到當前無以為繼的醫療體系開始轉變，成為一個能夠哺養所有人的系統。

要是你仍有疑問，只要看看農業就行了。靠著在農夫市場、農家攤位買東西，靠著向CSA訂購，靠著自己煮東西吃，靠著以刀叉（和選票）投票，我們已經合力催生了一個不斷成長的健康農場網絡，並且孕育了像農夫生態家那樣思考的新一代農夫。

特別收錄

與米勒醫生的對談

唐勤

我有幸總是跟一流的編輯合作，譯自己喜愛的書。在這樣的良好條件下，進入文字裡跟作者神交，通常已經令我十分滿足。譯完這本書，心中卻起了強烈的欲望想跟作者見面。一方面我們住在同一個城市，書裡提到不少我熟悉的人事地。更重要的是戴芙妮·米勒除了行醫、教學、種菜、養育子女、參與社區，竟然還有精力和熱情去探討困惑她的健康問題，寫出突破醫界與大眾普遍思維的書籍。如此不可思議的作者對我提出的要求也毫無保留地答應，在中文版初版出書前夕，回答了我的問題，以饗台灣的讀者。

Q：讀完這本書，我上農夫市場時，經常東張西望，心想你會不會就在我身邊採買，跟農夫小販聊天。你有沒有訂購每周送一次的「社區支持農業」蔬菜？平常都去哪裡買新鮮蔬果？

A：我沒訂「社區支持農業」蔬菜，可是我是他們的粉絲。我自己有個小菜園，全年都有收成，再去一家本地市場（他們有附近農場直接運來的產品）補充點東西，要不然就是到社區裡的農夫市場。我非常幸運，住的地區到處都有受到精心照料的健康食材。我知道，對很多人而言並非如此，他們必須費點力氣才能找到新鮮採收的蔬果。

Q：我在台灣的一個朋友一直在積極學習施泰納的思想和實作，她告訴我島上有採行生機互動農法的農夫。近年來甚至有一批新生代台灣農夫在城市受到高等教育，然後到鄉村去從事永續性耕作；不過，比起傳統農作，這些仍然屬於少數。有類似想法的生態農夫，在美國較早出現，從他們的經驗看來，你覺得台灣的生態農夫可能會碰上什麼絆腳石？你有什麼建議嗎？對於這個新潮流在全世界成為主流，把工業化農業取而代之，你有多樂觀？

A：我聽說過世界各個角落的「回歸大地」的類似故事，覺得非常激勵人心。以合乎生態的方式務農，要比採用化學物質務農的挑戰要高得多，因為你無法靠著一招走遍天下；而需要細讀大自然的訊息，一一對答。你不能輕易在整片地上撒下相同配方的除草劑、殺蟲劑、肥料，以及經過基因改造的種子；而必須知道什麼時候土地需要休息，什麼時候可以開耕，那些作物混合種植最好，那類堆肥在什麼地方用起來效果最好，種種問題不一而足。這種務農方式需要敏銳、觀察力強的農夫，不過，好在農業已經再次被大家認為是挑戰高、有意思的行業，一定會繼續吸引一流的頭腦。

Q：你書裡的每一章各有主題，可是幾乎全都環繞或觸及社群的概念。農場上的動、植物都對農場社群的健康做出貢獻；細菌、真菌是人體的居民，跟我們的生理身分不可分割；就連癌細胞也是活人體內的自然存在，趕盡殺絕必有某些後果。你還談到當大家積極涉入社區事務時，個人和社區會互相受益。在你的人生中，你第一次感到自己和整體無法切割，是什麼時候？

A：我有了小孩以後，一切事情截然改變。我明白了要想繼續行醫、寫作，就不能不把自己納入更大的社會網絡，否則無法提供孩子足夠的愛和關注。幸運的是，我從家人、朋友、鄰居三方面都得到很大的支持，而我的孩子也受益於這種大於個人的群體感。

Q：我在尋找你的聯絡方式的時候，看到了你在舊金山的私人醫療業務的相關資訊（順帶一提，所有的評語都是五顆星），我得知你的診所獨立於醫療保險系統之外，而書中也提到你在非主流醫學領域的多方涉獵，顯然你對於醫療現況並不滿意。恐怕在這個議題上，你有足夠的材料可以寫一本書了；不過，我很好奇，如果有一個理想的世界，你的理想醫療業務會是什麼樣子？

A：我在自己目前的診所看病超過十七年，它不能說是我的理想，可是就美國現有醫療體制的限制而言，已經是盡我所能切近理想了。儘管「合理醫療費用法案」（Affordable Care Act）已經引入一些正面的改變，當前制度並不重視第一線醫療（primary care），對於醫師照顧每一個病人所需要的時間，也沒有給予適當的報酬。何況，美國的模式建立在「健康發生在醫療單位之內」的想法上，而很多證據卻顯示，健康其實發生在我們居住、工作、學習、娛樂的地方。因此，我心目中理想的行醫方式將是，第一線（而非專科）醫療得到很高的重視，並且容許醫師至少撥出部分時間去提倡更健康的社區、農場、學校、公園，去跟病人在社群裡並肩努力。

Q：現代醫學「細分以征服」的手段似乎往往走向駭人的極端，然而，看起來醫學界並沒有意願或能力去打破這種一往直前的惰性。你在加州大學舊金山分校醫學院教書，在教導學生受化約論主導的西醫課程的同時，你要怎麼保持他們不偏離人體系統的整體觀？

A：我很同意，對任何從事科學的人來說，維持整體觀始終會是一個挑戰。不管是教職升遷、研究經費的申請，還是獲得公眾及媒體的肯定，著眼於部分甚於整體的科學家，都更具優勢（只要看看是哪類研究最常得到物理、醫學等諾貝爾獎，就不言而喻了）。然而，我也見到與之相抗的潮流，出現在超越學科分際的合作上，也出現在對複雜系統重新湧現的興趣上。當思考更具科際整合廣度的人物成為典範時，下一代就有希望會接受相同的思考方式。

Q：書中每個講法都有科學研究作為根據，我想這是你的寫作慣例，也是你的書深具說服力的原因。可是，記得兒童過敏和生奶的問題嗎？如果馮慕緹當初把生奶的效益納入分析，你懷疑她的論文還會不會被《新英格蘭醫學期刊》接受。按同樣的思路，把水晶的故事寫進最後一章，你有沒有猶豫過？

A：要不要寫水晶那件事，真的讓我猶豫了好幾個月，最後我決定，把它講出來才是一件誠實的事。我想，即使有志成為最嚴謹的科學家，一個人仍然有時要向生命中玄妙（或是神奇）的一刻臣服。對我來說，這就是那樣的一刻，而我接受自己不明白它，也不解釋它，只去經歷它。

Q：第六章還有一個地方非常不一樣，你從醫生變成尋找療癒之方的病人。焦慮的心情、尋求立即見效的急切、慘痛的失敗，歷歷如繪。在訪談和讀者反響中，全書各章有沒有出乎你意料之外的回饋？

A：有太多婦女寫信告訴我，她們在皮膚上有過一模一樣的經歷，當她們把皮膚想像成嬌嫩、複雜的「土壤」，就能幫助自己更好地維護皮膚。

Q：你的第一本書《叢林效應》（*The Jungle Effect*）寫的是食物，現在這本《好土地照顧好身體》寫的是食物的培育。當然，這是簡化的說法。食物是如此實際的物質，深入我們的演化和欲望。不知怎麼，我卻感覺有種「靈性」從土氣十足的耕作中升起，先是溫德爾・貝里的想法，然後是貫徹各章的社群精神，最後是純露難以捉摸的療癒力量。我很想知道，你下一本書的焦點會放在哪裡？

A：你會這麼問真巧。我有好幾個想法正在醞釀，不過最吸引我的是高韌性（resilient）生物的行為和生態，還有，我們能怎麼整合其中某些行為成為人類的一部分。我們這個時代真正的健康挑戰（極端的氣候、乾旱、營養缺乏、熱量過多），其實都在要求人類開始向他種生命系統學習。

二〇一五年十二月五日 於柏克萊

好土地照顧好身體：向自然學習養生，哈佛醫學博士的食物、健康與營養之旅

作　者—戴芙妮．米勒（Daphne Miller, M.D.）
譯　者—唐勤
主　編—郭香君
責任編輯—龍穎慧
責任企畫—張瑋之
視覺設計—木木 Lin
內頁排版—新鑫電腦排版工作室

編輯總監—蘇清霖
董 事 長—趙政岷
出 版 者—時報文化出版企業股份有限公司
108019台北市和平西路三段二四〇號四樓
發行專線—（〇二）二三〇六—六八四二
讀者服務專線—〇八〇〇—二三一—七〇五
（〇二）二三〇四—七一〇三
讀者服務傳真—（〇二）二三〇四—六八五八
郵撥—一九三四四七二四 時報文化出版公司
信箱—10899臺北華江橋郵局第九九信箱

時報悅讀網—http://www.readingtimes.com.tw
綠活線臉書—https://www.facebook.com/readingtimesgreenlife
法律顧問—理律法律事務所 陳長文律師、李念祖律師
印　刷—紘億印刷有限公司
二版一刷—二〇二一年八月六日
定　價—新臺幣三八〇元
版權所有　翻印必究（缺頁或破損的書，請寄回更換）

時報文化出版公司成立於一九七五年，
並於一九九九年股票上櫃公開發行，於二〇〇八年脫離中時集團非屬旺中，
以「尊重智慧與創意的文化事業」為信念。

好土地照顧好身體：向自然學習養生，哈佛醫學博士的食物、健康與營養之旅／戴芙妮．米勒（Daphne Miller, M.D.）著；唐勤 譯.
-- 二版. -- 臺北市：時報文化出版企業股份有限公司, 2021.08
面；　公分. --（人與土地；31）

譯自：Farmacology : Total health from the ground up

ISBN 978-957-13-9229-5（平裝）

1.健康法　2.永續農業

411.1　　　　110011427

Farmacology by Daphne Miller, M.D.
Copyright © 2013 by Daphne Miller, M.D.
Published by arrangement with Dunow, Carlson & Lerner Literary Agency, through The Grayhawk Agency.
Complex Chinese Copyrights © 2021 by China Times Publishing Company
All Rights Reserved.

ISBN 978-957-13-9229-5
Printed in Taiwan